"肺心脑中西医协同"
数字化转型科普丛书

"了不起"的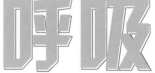呼吸

范理宏 姜金霞 主编

U0247968

同济大学出版社·上海

内容提要

本书为"肺心脑中西医协同"数字化转型科普丛书之一,主要内容包括呼吸的秘密与科学、呼吸在医学中的意义、呼吸与健康生活、呼吸运动、呼吸监测及呼吸疗法的多场景运用。本书规格袖珍,便于携带,通俗易懂,图文并茂,层次丰富;具有科学性、实用性和可操作性。本书适合老、中、青年不同群体读者学习全民呼吸健康的新概念,使读者真正体会到正确呼吸在生活中的价值与意义。

图书在版编目(CIP)数据

"了不起"的呼吸 / 范理宏,姜金霞主编 . -- 上海:同济大学出版社,2022.7
("肺心脑中西医协同"数字化转型科普丛书 / 范理宏主编)
ISBN 978-7-5765-0299-2

I.①了… II.①范… ②姜… III.①呼吸系统—人体生理学—普及读物 IV.① R332.2-49

中国版本图书馆 CIP 数据核字 (2022) 第 128659 号

"了不起"的呼吸

范理宏 姜金霞 主编

责任编辑	罗 琳
助理编辑	王映晓
责任校对	徐春莲
装帧排版	朱丹天 唐思雯

出版发行　同济大学出版社　www.tongjipress.com.cn
　　　　　(地址:上海市四平路 1239 号 邮编:200092 电话:021-65985622)

经　销	全国各地新华书店
印　刷	常熟市华顺印刷有限公司
开　本	889mm×1194mm 1/32
印　张	4.25
字　数	114 000
版　次	2022 年 7 月 第 1 版
印　次	2022 年 7 月 第 1 次印刷
书　号	ISBN 978-7-5765-0299-2
定　价	30.00 元

本书编委会

主　编

范理宏　姜金霞

副主编

夏　青　卡尔-海因斯·睿博　陈　韵

编　委

程　琳　戴华诚　董晗琼　黄向东　邵海燕
金　逸　徐　蕾　严松娟　杨　欣　赵思佳
庄　英

编写秘书

迟春薇

绘　画

戴华诚

心脑血管疾病和呼吸道疾病极大地威胁着人类的健康。我国每年心脑血管疾病死亡人数已占总死亡人数的 41%，而呼吸道疾病的防控在目前抗疫的形势下显得尤为重要。心脑血管疾病 60% 的病因来自人们的生活方式，需通过医学科普提高公众的健康意识和健康素养。"肺心脑中西医协同"数字化转型科普丛书涵盖了"预警—急救—康复—护理—预防"的中西医健康知识理念，融"科学性、实用性、通俗性、可读性"于一体，由《"猝可防"的心梗》《不烦"脑"的中风》《"可防治"的肺栓塞》《"了不起"的呼吸》四个分册组成。本丛书积极响应《健康中国行动（2019—2030 年）》，帮助广大群众转变就医观念，从"治已病"到"防未病"，同时帮助读者掌握基本的急救知识和技能。

本丛书在内容上，第一，围绕威胁人们生命安全的三大猝死场景介绍自救及他救的急救方法，讲述如何在黄金急救时间内及时有效地挽救生命，做好院前急救的医学科普。第二，大力宣传疾病防治与康复的新理念与新方法，让广大群众掌握科学的养生保健知识和必备的护理康复技能。医学知识科普可以推动健康行为的建立，提升人们的健康意识，推动就医理念的进步，将治疗转变为预防。第三，告知疾病症状及预警，让广大群众认识疾病先兆，了解医院救治通道和最佳救治时机，推动被动医疗转为主动医疗。第四，在现代技术不断发展的当下，医院治疗设备拓展至穿戴式康复设备，为此本丛书对康复的重要性与最佳时机进行了说明，做好院后康复的科普。总的来说，本丛书涉及心梗急救、脑血管意外急救、肺栓塞急救、窒息急救、疾病康复、健康生活方式及重大疾病预防等知识，通过大众喜闻乐见的方式，使老年、中年、青年等不同群体对心、脑、肺等疾病的一般知识能"一看就懂，一学就会，一用就灵"。本丛书可有效提升群众对健康危险因素干预的认知以及应对突发事件的急救能力，助力被动医疗向主动医疗、治疗向预防的转变，最终形成"预警—急救—康复—护理—预防"的全生命周期中西医健康管理体系。

最可贵的是，本丛书积极联动线上线下，构造线下科普书与线上互联网医院相衔接的数字化科普社区。本丛书在每一章中都附有二维码，读者通过扫码可直达同济大学附属上海市第十人民医院（简称"十院"）互联网医院的医护团队，进一步了解有关疾病的预警、康复和护理知识，并与专业团队互动。本丛书运用数字化形式，将书中的疾病场景与专业团队链接，使患者、读者得到及时帮助，使科普书不再只是提供有限知识的载体，而延伸为密切联系患者与医院团队的工具。

为进一步扩大医学科普的辐射面和社会影响力，十院专业团队将以本丛书的出版为契机，深入社区、学校、地铁、机场等人流密集区，打造"基地—社区—家庭"联动的数字化科普传播链条，有效建立中西医协同数字化科普、公益活动与民众素质教育相结合的长效机制。本丛书及相关科普活动致力于满足老年、中年、青年等各类不同读者需求，为广大社会群众普及精准、实用、专业的医学科普知识和全民健康新概念，用实际行动让大众受益，真正发挥"知、信、行"的健康科普效能。

范理宏

2021 年 8 月

欧洲呼吸学会有一句言简意赅的标语：Every Breath Counts。一呼一吸，生命之息。据说，人可以三天不喝水，七天不吃饭。那么人可以多少秒不呼吸呢？据吉尼斯世界纪录，最久为 22 分 22 秒。生命离不开呼吸，人的一呼一吸是与生俱来的，我们每时每刻都在呼吸，我们的一举一动也依靠简单的吸气、吐气来维持，但有多少人真正关注过我们的呼吸呢？

人为什么要呼吸？人延续生命需要摄取食物，食物在人体内会被转化为葡萄糖然后再提供能量，葡萄糖要转化为人体的能量，必须通过氧化反应。该氧化反应的原材料之一就是氧气，所以人体需要氧气。因为空气中含氧气，所以人需要呼吸空气。简单来说，呼吸能为身体提供能量，能让我们好好地活下去。

你想拥有无限的能量吗？宇宙在形成过程中，原本就存在着一种能量，称为"宇宙能量"。这种能量无处不在，无时不有。光能、声能、热能、电能、磁场能、机械能、生物能等能量，都是自然界中能量的表现形式。人是自然进化的产物，因此，人体自身也存在着各种能量，正是因为这些能量，人类才得以生生不息。而能量来自哪里？其来源之一就是我们的呼吸之气，它是生命的基础。

生活忙碌而浮躁，每天都要面对各种压力。你有没有想过停下脚步，屏蔽身边的喧嚣，静静倾听自己呼吸的声音？嘘，闭上眼睛，深呼吸，放轻松，那些细微的声音就会慢慢浮现。来，跟随我，调整呼吸，仔细阅读这本书。

范理宏 姜金霞
2021 年 1 月

目 录
CONTENTS

丛书总序
前言

第一章
001　呼吸的秘密与科学
002　第一节　失落的呼吸艺术
004　第二节　呼吸与能量
012　第三节　正确呼吸对健康的意义
017　第四节　呼吸与自主神经系统的关联性
020　第五节　你学会呼吸了吗

第二章
025　呼吸在医学中的意义
026　第一节　呼吸对血液 pH 值的影响
028　第二节　鼻呼吸的意义与口呼吸的危害
032　第三节　鼻孔交替呼吸的好处
035　第四节　现代人为什么有如此多的健康隐患
036　第五节　哪些疾病是可以通过呼吸改善的
040　第六节　呼吸是保证健康的重中之重

第三章

043　呼吸与健康生活

044　第一节　《黄帝内经》与呼吸

046　第二节　身体的守门人

050　第三节　思想的药剂师

052　第四节　情感的风向标

第四章

055　呼吸运动

056　第一节　改变呼吸方式能减肥

058　第二节　关于压力，你需要知道的

062　第三节　Metronomic 呼吸法

065　第四节　动态呼吸法

067　第五节　2-4-2 节律呼吸法

第五章

069 **呼吸监测**

070　第一节　你的呼吸健康吗

072　第二节　心率变异性的应用

088　第三节　实践案例

第六章

095 **呼吸疗法的多场景运用**

096　第一节　好呼吸，助睡眠

101　第二节　呼吸与亚健康管理

108　第三节　正念呼吸

113　第四节　呼吸下行，强身延龄

119 **参考文献**

第一章

呼吸的秘密
与科学

01

第一节　失落的呼吸艺术

呼吸是自主的、无意识的行为，是与生俱来的本能。呼吸的艺术就是让自己沉浸在周围的事物中，伴随着一呼一吸，感受和理解生活中的点点滴滴。

一、鼻子是沉默的战士

鼻子是至关重要的，它可以清洁、加热、湿润空气，使其更容易被吸收。国外研究人员发现，鼻子内部覆盖着一层鼻勃起组织，与阴茎、阴蒂和乳头组织相同。当接收刺激时，几秒钟之内，鼻勃起组织就会充血，变得又大又硬。这是因为鼻子与生殖器的联系比其他任何器官都更紧密：当一个被唤起时，另一个就会作出反应。对一些人来说，仅仅是联想到"性"就会引起严重的鼻部组织勃起，造成呼吸困难，并开始不可控制地打喷嚏，这种尴尬的情况被称为"蜜月鼻炎"。随着性刺激减弱，鼻勃起组织变得松弛，鼻子才会恢复正常。

研究表明，鼻勃起组织反映了健康状况，它会在生病或机体状态不平衡时发炎。如果鼻子受到感染，鼻循环就会变得更加明显，并迅速地来回转换。左右鼻腔也像暖通空调系统一样工作，控制温度和血压，并向大脑提供化学物质以改变情绪和睡眠状态。

鼻孔口的下鼻甲覆盖着鼻勃起组织，其上又覆盖着黏膜，这是一种非常光滑的组织，它能滋润、温暖呼吸，同时过滤掉空气中的颗粒物和污染物，防止其进入肺部后引起感染、造成刺激。

黏液是身体的"第一道防线"，它一直在以约每分钟 5 毫米的速度移动。它就像一条巨大的传送带，收集鼻腔中吸入的垃圾，然后从喉咙运到胃里，经过胃酸消毒，最后经肠道排出身体。

传送带不会自己移动，它是由数百万个被称为纤毛的微小毛发状结构推动的。就像风中的麦田，每一次吸气和呼气，纤毛都会摇摆，摇摆速度可以达到 16 次 / 秒。靠近鼻孔的纤毛以不同的节奏运动，形成一种协调的波，使黏液向鼻孔更深处移动。纤毛的抓力非常强大，甚至可以对抗重力。不管鼻子（和头）的位置朝向哪边，纤毛都会不断向内、向下推动。同时，鼻甲骨的不同部位一起工作，加热、清洁空气，维持鼻腔阻力，这样肺在每次呼吸时就能吸收更多的氧气。这就是鼻呼吸比口呼吸更健康和有效的原因。

二、浅呼吸与深呼吸

中国自古就注重"气"的修炼，例如，太极有言"身依气，气依形"。瑜伽、禅修等也与呼吸息息相关。呼吸的深浅关乎肌肉的活动度、心肺的参与度等。

横膈是位于肺下部的伞状肌肉。呼气时，横膈升高，压缩肺部；吸气时，横膈下降，肺部扩大。横膈的上下运动每天在我们体内发生约 5 万次。

一个成年人如果呼吸很浅，则横膈活动范围只有 10%，心脏负担会过重，血压升高，并引起一系列的循环系统问题。通过深呼吸将横膈活动范围扩展到 50% ～ 70%，能够减轻循环系统的压力，并使身体更有效地工作。因此，横膈有时被称为"第二心脏"，因为它不仅按自己的节奏运动，还影响心跳的频率和强度。

我们的身体可以通过浅呼吸存活几十年，很多人都是这样，但并不意味着这样对我们有好处。随着时间的推移，浅呼吸将限制横膈的活动范围和肺活量，并可能导致高肩、伸颈等姿态，这些姿态常见于肺气肿、哮喘等呼吸问题患者。而有效的深呼吸可以使高血压病患者或高血压前期患者的收缩压和舒张压降低，心率减慢，产生放松效应，减轻焦虑。

第二节　呼吸与能量

地球上什么时候开始有了生命？什么是生命？生命又是如何诞生的？我们从哪里来，要到哪里去？这是人类千百年来的不断追问。古往今来，无数的神学家、哲学家、科学家、艺术家们都在试图解答，但是学术界至今没人敢大胆地站出来说，自己已经找到了答案。近年来，尤为引人注目的现象是，奥地利物理学家埃尔温·薛定谔（Erwin Schrödinger）于 1944 年所著的《生命是什么》一书长期位居科普图书热销榜前列。但是，如果你没有翻到书的最后，一定不会知道，该书的结论是，按照当时的量子物理学知识，特别是在特定的热力学原理下，没法回答"生命是什么"这个问题。

在薛定谔看来，生命是一种抵制陷入无序崩解的过程与阶段性存在。这是什么意思呢？假设宇宙就是电脑中的文件夹，一开始是简单有序的，随着你的使用，会变得越来越杂乱无序，也就是著名的熵增理论（熵是物理学中用来描述系统内混乱程度的一种参数）。当我们投入能量，进行整理时，无序混乱的文件夹又回到有序整洁的状态。宇宙中的生命就在经历这个过程。

地球在其形成的初期，地理、地貌、气候是不适合生命生存的。早期的地球是生命的地狱，大气中几乎不含氧气。约 38 亿年前，光合细菌利用阳光把二氧化碳变成糖分，但还不能生产氧气。经过漫长的演化，地球上出现了最早以阳光为动力产生氧气的单细胞微生物——蓝藻（Cyanobacteria）。史蒂芬·帕鲁比（Stephen R. Palumbi）在《极端生存》一书中写道，约 26 亿年前发生了大氧化事件，也就是大气中游离氧含量突然增加，这对早期地球上的绝大多数生命而言，都是一场灾难。但是，生命总能找到出路。生命开始以氧气化学键中充足的能量来驱动一种新型代谢引擎。诞生于有氧代谢过渡期的线粒体能捕获氧气，利用化学方式释放能量，供细胞使用。人类的祖先通过线粒体工作，也具备"燃烧氧气"的能力。

图 1.1 描述的是地球上细胞的进化过程。从最简单的光合细菌，到生产氧气的单细胞微生物，再到具备线粒体的真核细

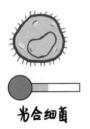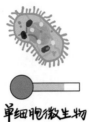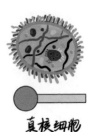

光合细菌　　　　单细胞微生物　　　　真核细胞

图 1.1　不同细胞的产能水平

胞，这个过程经历了上亿年的进化迭代。自从有了含线粒体的细胞，生命产生高效能量的问题才得以解决。线粒体的直径为 0.5～10 微米，也被称为人体的发电厂，它们的主要任务是产生能量。线粒体负责将食物和体内的营养物质转化为三磷酸腺苷（Adenosine Triphosphate，ATP）。ATP 是一种通用能量货币，可被人体用于能量转换。线粒体的工作性能越好，产生的能量就越多，人的生产力和健康状况就越好。但是"巧妇难为无米之炊"，如果没有氧气的参与和配合，线粒体就无法从食物中转化出足够多的 ATP 供身体使用（图 1.2）。

ATP 可以帮助身体维持体内温度，在细胞膜上运输物质或

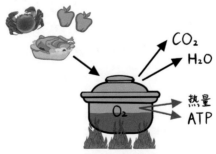

图 1.2　能量货币 ATP 的制造需要氧气与食物的参与

使肌肉收缩。ATP越多，身体的能量就越充裕。当线粒体失能时，就会导致癌症的发生。

生物学教科书告诉我们，生物的呼吸分有氧呼吸和无氧呼吸。顾名思义，有氧气参与的呼吸作用称为有氧呼吸；没有氧气参与的呼吸作用称为无氧呼吸。有氧呼吸是在无氧呼吸的基础上发展而成的。有氧代谢能量转换效率约为40%，大约比无氧代谢（每摩尔葡萄糖大约生成2摩尔ATP）的效率高19倍。有氧呼吸是指细胞在氧气的参与下，通过酶的催化作用，把糖类等有机物彻底氧化分解，产生二氧化碳和水，同时释放出大量能量的过程。有氧呼吸是高等动、植物呼吸作用的主要形式。

宇宙中所有的能量物质都以不同的速度在不断地流动，有些肉眼可见，有些超出了人的感知范围。生命体与非生命体的区别在于，生命时刻都在运动着，是一种能量不断流动并自主做功的动态系统。在一个能量开放的系统中，能量可以被吸收和释放，或暂时被储存。在能量的参与下，生命系统得以对抗熵增的必然趋势，从而构建起自己内部的结构和相对稳定的系统。生命并不取决于是否有能量供使用，而是有多大的能量差可供使用。只有存在能量差异，才能做功。本质上，我们的生命需要能量的流动，但不允许能量差为零。一旦为零，就意味着停止和死亡。生命可以对信息做出加工处理，也就是自身必须具备一套信息处理系统。这适用于病毒、细菌、真菌、植物、动物以及人类。生物进化得越高级，其信息处理系统就越强大、越全面。显而易见，信息处理系统越高级，如人体，处于稳定状态所需的能量就越多。

中国的古人对生命有着更简单而深刻的理解，认为生命是天地间的产物，有了宇宙为天、地球为地，就有了生命存在的环境条件。老子说，"道生一，一生二，二生三，三生万物。"在天地的孕育演化中，万物负阴而抱阳，冲气以为和。

在稳定、适宜生存的环境下，呼吸就是一切生命存在的基础。其次才需要饮食、运动、安静放松，才会产生意识，这是一个金字塔结构（图1.3）。

生命既然需要能量的流动，其长短就取决于我们使用能量的有效性。每个人最后都死于同一种原因，即能量耗竭。也就是说，这个人的"电池"没电了。人体的能量都是处在"一边用、一边补"的状态，补充能量的方式是随时随地进行的，如通过呼吸、睡眠、进食、冥想、静心训练等方式。按照自然规律和法则，二十二三岁以后，身体的能量就开始呈下降趋势，但总体保持动态平衡。而今天整个社会的趋势是，大家过早地、

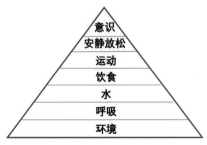

图1.3　生命需求的不同依赖程度

过度地消耗了自己的能量而又不自知，总觉得年轻就是本钱。殊不知，维护健康也要趁早。

图 1.4 介绍的是能量储备与生命活力的关系。人是一个能量体，按照当下具备的能量不同，一个人可以从卧床不起到活蹦乱跳，完全是不一样的生命品质。如果你经常觉得很累，没力气，那是身体在提醒你缺能量了，要注意补充能量。要知道，生活中所有的烦恼都是以消耗人体能量为代价的。也就是说，我们的很多负面情绪都是盗取身体能量的贼。这就相当于你的手机里有很多 App 都在后台同时运行，但是你并不都在使用它们。这些 App 会让手机在不充电的情况下，很快耗尽电量。人也是一样的，要保持能量足够，需要在使用的时候懂得节省，

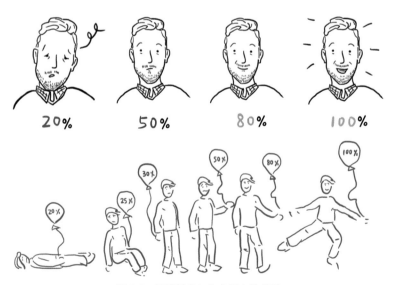

图 1.4　能量储备与生命活力的关系

并记得随时充电。在这里，告诉大家一个小窍门，所有让你开心喜悦的事情，都是能够补充能量的。所以，要记得每天让自己开心一点，不管是听一段喜爱的音乐，还是助人为乐，或是感恩，都是非常好的手段。

调动身体能量的神奇之泵——心脏，在一生中的跳动次数约 35 亿次。某种程度上讲，心脏跳动速率影响我们寿命的长短。这一点，我们可以从动物身上得到明显的验证。哺乳动物中，大象和老鼠一生中的心跳总数几乎相同。但是，从时间上看，大象的寿命比老鼠长得多。老鼠心跳可以高达每分钟几百次，只能活几年；大象的心跳约 40 次 / 分钟，可以活到近一百岁。

心脏的跳动是体内平衡和对外界环境的及时反应，不受大脑意识的控制。呼吸可以影响其快慢与质量，有意识的呼吸吐纳是对心脏最好的按摩保健操。呼吸的神奇之处在于，它是人体内唯一一种符合以下规律的新陈代谢过程，即呼吸一方面可以无意识地自主进行，以维持生命的最基本进程；另一方面可以在意识的参与下，被感知，被改变，并得到最大程度的优化。

此外，呼吸与自主神经系统紧密相连，这是一条双向的通道，自主神经系统会自主地调节并影响无意识的呼吸，特别是当我们有某种情绪来袭的时候，会直接反映在呼吸状态的改变上。但是反过来，有意识地改变或调整呼吸节律也可以影响自主神经的自律功能。呼吸训练的有效性正是建立在这样的生物结构基础之上。如果进行类比的话，无意识的呼吸就像是在开车过程中采用"自动挡"；而有意识的呼吸就是拿回主动权，开"手动挡"。有意识的呼吸可以使我们直接感知到自主神经系统的状态，并影响其对感官的调控作用。也就是说，我们与身体内部的有意识联动需要通过"呼吸"这把关键钥匙。

呼吸本身是能量转换的基础，那么，我们应该如何合理地获得能量又支配好能量呢？那就是开源节流。"开源"指的是认识到我们人体自身强大的生理自律功能，最大限度地使用好身体从外界获取能量的现有工具和方法——肺和呼吸。"节流"则意味着找到我们平时特别耗能的行为和习惯并优化、改变。在这方面，身体已经给了我们足够多的信号与暗示，需要我们去关注和了解。

如今，大多数人生活在医疗水平高度发达的社会里，与父辈和祖辈相比，我们有了更多更好的条件去改善自己的生活，我们能吃好喝好，也有舒适的居住与工作环境，但是却发现有越来越多的问题是医学解决不了的。比如，我们有时感到烦恼和焦虑，睡不着觉；有时觉得浑身无力，却并没有发热；有时头疼，容易生气暴躁等。这些伴随着生理、心理问题的亚健康状态，大多是在提醒我们，身体能量不足了，该好好休整了，该改变生活方式了。然而，除了打针吃药，具体该如何迈出第一步，很多人都不知道。

事实上，人人可用的特效药就是有意识的呼吸训练。《真原医》的作者杨定一一直推崇呼吸的意义，其女儿杨元宁以亲身体验为例，分享呼吸法带来的益处。她有一次犯了偏头痛，好长一段时间什么也做不了。然而，当她坐在教室的角落里，随着课堂上的声音一呼一吸，经过两轮 20 分钟的呼吸练习后，意外地发现肩颈的紧张感消失了，偏头痛也开始消退，与她以往只要头痛就要发作一整天的经验完全不同。由此，她开始探索呼吸缓解疼痛的奥秘。如今，越来越多的人在呼吸的自然疗法中，寻求健康的出路。

第三节　正确呼吸对健康的意义

很多人的亚健康状态都是从身体缺氧开始的。那么，一般而言，我们人体本身需要多少氧气呢？

人是适应环境的生物。印度尼西亚某些岛屿的土著居民们，因为世代居住在水边，以水为生，所以练就了不借助任何辅助工具就能在水下憋气 3 分钟以上，并能捕鱼上岸的强大心肺功能。但是，我们绝大多数人生活在大城市，生活资料来得方便快捷，不需要自己劳作；以车代步，几乎没有固定的运动时间；受环境和生存的影响，生活节奏加快、压力加重，普遍存在肺部使用率严重不足、氧气代谢率低下等问题。

我们大都生活在海拔 2000 米以下的地区，空气中的氧气含量维持在恒定的 21% 左右。正常人吐出的废气里就有约 16% 的氧气，这意味着，身体对氧气的吸收量约为 5%。当然，经常运动和健身的专业人员对氧气的利用率会高一些；而很多慢性病患者，特别是癌症患者，氧气的利用率会偏低，一般只有 2% 或 3%。

大部分人只会无意识地呼吸，这种呼吸往往是浅呼吸。当呼吸很浅时，氧气吸入量就会相对减少，吐出的二氧化碳也会减少，这就形成了两重问题：氧气吸入量少，使得参与身体新陈代谢的能量不足，影响正常细胞的功能与效率；吐出的二氧化碳量少，意味着体内二氧化碳的含量增加。我们平时常常念叨饮食排毒、保健品排毒等，殊不知，我们身体的第一大代谢废物就是二氧化碳。人体内的二氧化碳过多时，还会影响氧气的吸收，久而久之，会造成生理功能退化和缺氧。反应在症状上，表现为常常会头痛；较重的话，会丧失意识。

浅呼吸对人体的不利影响有很多。当我们的呼吸变得深而缓慢时，就是协助身体在每一次吐气时排出更多的二氧化碳，为健康"保驾护航"；当呼吸很快、很急时，首先受到影响的是大脑。大脑的进氧量受血液中二氧化碳含量的控制，质量欠佳的呼吸可以使进入大脑的氧气量减少到60%。如果呼吸过快、过急，多于新陈代谢所必需的次数，会使动脉血管的直径收缩一半，从而将动脉的运输能力降低至1/16。这种削减需要心脏以16倍的抽泵功率来弥补，因为心脏必须产生更多的泵送动力来维持血液循环，因而严重增加了心脏负担。

因此，正确呼吸对我们的健康有重要意义。但是现代人对呼吸这件与生俱来的事情的重视程度并不够，且缺乏相关的知识引导。

中国传统文化历来重视养生与保健，提倡以预防为主。中医经典古籍《黄帝内经》提到："是故圣人不治已病治未病，不治已乱治未乱，此之谓也。夫病已成而后药之，乱已成而后治之，譬犹渴而穿井，斗而铸锥，不亦晚乎？"在生命健康领域，预防保健是投入最少、效果最佳的投资。有意识地进行有节律的呼吸训练，就是开启人生健康法门的第一步。

实际上，古人比我们更注重呼吸，中国传统医学家和道家修行历来都在倡导呼吸吐纳、精神内守，气功、太极更是我们传统文化中经久不衰的精髓。是什么让我们忽略了有意识的呼吸呢？

现代人忙忙碌碌，为了工作和生活而奔波操劳，生活的节奏越来越快，每天接收到的信息量越来越多。全球化进程加快以来，我们普遍都在追求更多、更快、更好，似乎再也回不到古代悠闲自在的状态和环境中去了。而且，很多人有这样的观念：遇到疾病，依靠花钱治疗；遇到健康问题，依靠医生解决。大家在凡事"向外求"的过程中，忘记了在情志和健康问题上，"向内求"才是切实有效的通路，自然把最简单有效的呼吸法置之脑后了。

另外，我们对一切生来就有、不需要大脑调控的生理功能习以为常，比如呼吸。粗略计算，人每天呼吸大约 2 万次，处理的空气约 12 500 升（具体数字和人的体格及活跃度有关）。这意味着，一个人一年差不多要呼吸 730 多万次，一生中呼吸 5.5 亿次左右，这是非常惊人的数字。呼吸系统通过呼吸运动参与人体新陈代谢，提供氧气、排出废气，并消耗能量，如果我们能好好利用与生俱来的呼吸功能，将为健康带来很多益处。

怎样呼吸才是正确的、常态的保健方法呢？

首先需要了解我们身体的呼吸潜能。我们的肺泡具有弹性，有很大的扩散表面积，用于氧气和二氧化碳的气体交换。一个成人大概有 3 亿个肺泡，如果把所有的肺泡摊平摊开，一般强度的呼吸可以使肺泡的表面积达到 70 平方米。如果充分深呼吸，可以达到 100 平方米。也就是在一次呼吸周期之间，将有更多的氧气被吸入，更多的二氧化碳被排出。肺泡的表面积如此之大，但我们平时呼吸时，只带动了肺的一部分功能，多浪费！

因此，正确的呼吸应有意识地用到横膈。这种呼吸方法就是我们平时所说的腹式呼吸。横膈是胸腔和腹腔之间的分隔，它位于心脏和双侧肺脏的下方，肝脏、脾脏、胃的上方，就像一个大圆盘平放在身体内部，随着呼吸而上下运动。肺本身没有肌肉，但是位于肺以下的横膈可以机械地挤压与放松肺脏，以辅助我们最大限度地吸入氧气、呼出二氧化碳等废气。有意识的呼吸，会使整个呼吸过程的幅度变得更大，呼吸更通畅。同时，呼吸运动对内脏的按摩和深层肌肉的牵拉也更有效。

德国天能物理研究所由卡尔 - 海因斯·睿博（Karl-Heinz Röber）创立，该研究团队多年来一直致力于探索人体的呼吸、能量与自然的科学关系。该团队研究发现，与我们的前辈相比，今天的人的生理自然老化已经开始加速，在时间上缩短并提前。在 100 年到 50 年前，平均来看，人到了 75 岁时，生理功能，主要是最大肺通气量和最大氧气摄入量是最高峰值时的一半，这是正常的衰老现象。各国大量的医疗保险数据和联合

国统计数据表明，一般人的这两大生理指标在 45 岁时就降到了
50%。这意味着提前预防和保健比以往有了更急迫的需求。趁
早行动，长期注意，持续有意识地进行呼吸训练，可以大大延
缓肺部的衰老过程，从而也能延缓其他脏腑器官的衰老进程（图
1.5）。

在此需要特别指出的是，在有些专门的呼吸法中，会用到
急速、高强度的呼吸疗法，目的是使大脑缺氧而反应不足，触
发身体特殊的内在体验，从而解决心理和情绪层面的问题和影
响。这是一种有治疗目的的短期训练行为，但是这种呼吸并不
适用于常态的呼吸，应遵医嘱谨慎练习。

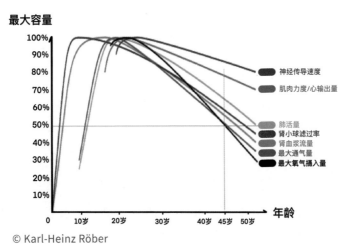

© Karl-Heinz Röber

图 1.5　人体的衰老与退化呈年轻化趋势

第四节　呼吸与自主神经系统的关联性

现代医学在心理学分支的研究中发现，呼吸与人的情绪有着直接的关联。呼吸的快慢与深浅直接反映我们的心情。呼吸是我们当下内在状态真实的显示器。呼吸一旦加速，心跳随之加速，人自动地进入应激状态。柏林的呼吸治疗师和肿瘤心理学家卡洛琳·冯·斯坦内克（Karoline von Steinaecker）说："我们借助对呼吸的判读来了解身体的无意识层。呼吸对情绪非常敏感。例如，当人们感到恐惧时，呼吸会变得浅平，并且通常会更快。一方面，在愤怒的情况下，呼吸的速率可以加快、加深，从而导致人的愤怒情绪更加放大；但另一方面，愤怒也能以某种方式抑制人的呼吸，使人不自觉地屏住呼吸。"巴黎圣安娜医院的精神科医生克里斯托夫·安德烈（Christoph André）解释说："对此负责的是自主神经系统的反应。" 初级的呼吸调控由自主神经系统完成。具体来讲，安静放松状态下的呼吸由副交感神经负责，压力状态下的呼吸则受到交感神经的支配。在极端情况下，迷走神经再次控制呼吸，并导致呼吸次数最大限度地减少直至呼吸停止。反过来，有意识的呼吸节律也能影响自主神经系统的调节。那么，什么是自主神经系统呢？

人体拥有一套高效的信息反馈系统，调控所有攸关生命的生理活动。这一系统被称为自主神经系统（也称植物神经系统）。

自主神经系统控制着意识无法直接施加影响的身体机能，

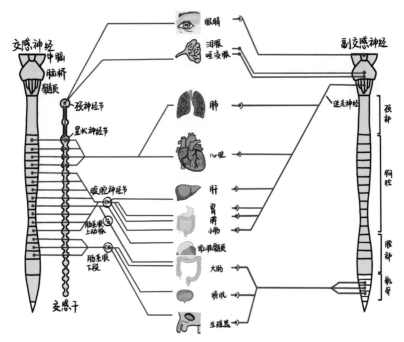

图 1.6　交感神经与副交感神经的生理机能

分为交感神经和副交感神经。位于脊柱骨髓内的副交感神经（图1.6绿色部分，代表"阴"）和位于脊柱股神经上的交感神经（图1.6红色部分，代表"阳"）通过连接器官的内部神经，对人体产生影响。

　　交感神经和副交感神经起着截然相反的作用（图1.7）。交感神经分泌肾上腺素和去甲肾上腺素。交感神经被激活是通过我们的五感，也就是视觉（视觉刺激占80%以上）、嗅觉、听觉、触觉、味觉传递的刺激信号（图1.8）。五感是我们对外接收信号的天线，用来接收光波、声波等外部信息，并在大脑中转换

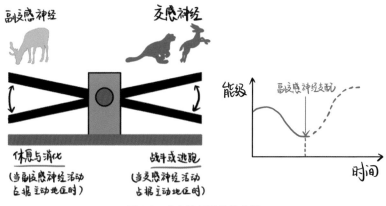

图 1.7　自主神经系统的功能

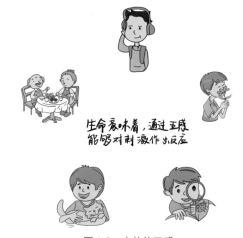

图 1.8　人体的五感

成电信号，作出决策和反应。交感神经时刻准备着，其对身体的调节具有优先权，满足我们生存的需要。当交感神经活跃时，心率加快，机体就处于应激状态（如战斗和逃跑的反应）。大自然赋予我们本能的求生系统：当人处于危险时，身体将调动所有的能量储备，求生斗争中需要用到的所有系统都将被激活，如呼吸频率加快，脉搏上升，心脏输送更多的血液，大脑中的神经元加速运动，血压升高，更多的糖（葡萄糖）被燃烧，通过血液把产生的能量输送到肌肉中，让我们随时拔腿就跑、逃命求生。此时，短时间内对生命安全没有直接作用的其他所有身体功能，如消化功能等将被迫关闭，以便我们为战斗或逃亡做好准备。

战斗或逃亡（即自我生命拯救）结束之后，身体会进入休息和放松状态，并再次补充能量，此时，副交感神经开始作用。副交感神经可以使五感器官得到放松；心脏安静地跳动，脉搏变缓慢；血压下降；呼吸频率缓慢，支气管松弛；瞳孔变小；胃肠的消化功能被激活；糖作为肌肉细胞燃料的生成减少，脂肪燃烧被激活；肾脏对体液进行排毒过滤；膀胱储水；副交感神经系统的功能（大脑控制）被激活，压力和情绪得到处理；性功能增强等。

自主神经系统就像人体的"软件"系统，调控人类已有数百万年之久，直至今天都尚未被淘汰，这是合乎逻辑的。因为在漫长的时间里，人类依靠自主神经系统与自然和谐共处，生生不息。否则，今天人类将不复存在。

第五节　你学会呼吸了吗

呼吸是人类最原始的本能，看似简单，但这里面可大有学问。

人类不仅依靠呼吸生存，而且在很大程度上，还必须要依靠正确的呼吸习惯才能延续生命，并免于病痛。

一、生命就是呼吸

呼吸是生物体与外界进行气体交换的运动，是人体本能的、自动的、有节律的运动。任何生物都必须呼吸，只是呼吸的方式和结构不同。一些低等动物的呼吸极其简单，而高等动物和人的呼吸极为复杂。呼吸系统主要由呼吸道和肺两大部分组成。呼吸道是传送气体的管道，包括鼻、咽、喉、气管和各级支气管，临床上通常把鼻、咽、喉称为上呼吸道，把气管、支气管及各级支气管称为下呼吸道。肺是进行气体交换的器官，由肺实质（支气管树和肺泡）及肺间质（结缔组织、血管、淋巴管、淋巴结和神经等）组成（图 1.9）。呼吸系统的主要功能是执行人体与外界的气体交换，即不断地吸入外界的氧气（O_2），呼出体内的二氧化碳（CO_2），以保证人体的新陈代谢顺利进行（图 1.10）。因此，呼吸是维持机体新陈代谢和其他功能活动所必需的基本生理过程之一，一旦呼吸停止，生命也将终止。

二、闭上口，好呼吸

呼吸是自主的、无意识的行为，是与生俱来的本能，但现代社会的诸多因素却给呼吸带来了不良影响。正常情况下，人体是通过鼻子呼吸的。只有在极度危险的情况下才会用口呼吸，以吸进更多的空气来让身体能够做出激烈的反应。经鼻呼吸可

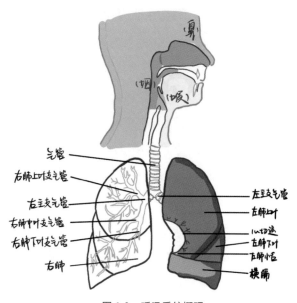

图 1.9 呼吸系统概观

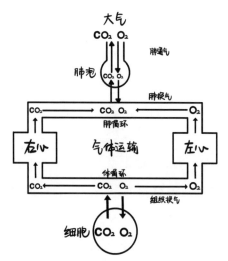

图 1.10 呼吸全过程示意

以实现三大生理功能：一是过滤清洁空气，如过滤大的粉尘和颗粒等；二是初步对空气进行加温、保湿处理，以免引起气道干燥；三是通过鼻腔顶部嗅区黏膜反应，完成辨别气味的嗅觉功能。2017年原国家卫生计生委员会发布的第四次全国口腔健康流行病学调查结果显示，除了龋齿这一常见口腔健康问题外，口呼吸也成为一个需要重视的口腔健康问题。口呼吸可能影响牙列和面部发育，影响睡眠状态甚至减缓儿童的整体发育速度，严重者可能进一步发展为睡眠呼吸暂停综合征。事实也证明，口呼吸会影响身体，改变气道，一切都会变得更糟。用口吸入空气会降低压力，这会导致口腔后部的软组织松弛并向内弯曲，从而减少整体空间，使呼吸更加困难。无论是醒着还是睡觉，习惯性口呼吸会导致疲劳、注意力不集中、产出效率下降及情绪不佳。口呼吸与高质量的生活、有效果的训练完全背道而驰。

三、健康自由呼吸

从远古到现代，人类的生活方式发生了翻天覆地的变化，大部分人都忽略了正确的呼吸方法。现代人长期面临着各种压力，加上久坐、不健康饮食、缺乏运动、室内温度不适宜等，这些都成为影响正确呼吸的不利条件，也成为嗜睡、肥胖、睡眠障碍、呼吸系统疾病及循环系统疾病的根源。

正确的呼吸方法，例如深呼吸、腹式呼吸等，能有效增加身体的氧气供给，使血液得到净化，肺部组织更强壮，身心更健康。本书总结和分享了多种健康呼吸方法，请继续阅读，获得健康自由呼吸的秘诀吧！

若需进一步接受呼吸法治疗，可扫描二维码咨询、预约呼吸法门诊（呼吸康复许纲教授团队）。

第二章

呼吸在医学中的意义

02

第一节 呼吸对血液 pH 值的影响

一、血液中的缓冲物质

人体在新陈代谢过程中，会产生许多酸性物质，如乳酸、碳酸；人体摄入的食物（如蔬菜、水果）中往往含有一些碱性物质，如碳酸钠。但是，这些酸性、碱性物质并没有影响正常人的血液酸碱度，通过实际测定发现，正常人血液的 pH 值通常在 7.35 ～ 7.45 之间，变化范围是很小的。这是什么原因呢？原来，血液中含有许多对缓冲物质，每一对缓冲物质都是由一种弱酸和相应的碱性盐组成的。缓冲物质的调节作用可以使血液的酸碱度维持在相对稳定的状态。体内最重要的缓冲对是 HCO_3^-/H_2CO_3，主要存在于细胞外；细胞内则是以血红蛋白缓冲对为主，即 $HHb/HHbO_2$。

二、血液的 pH 值

pH 值是酸性和碱性的检测指标，pH 测量范围是 1 ～ 14（1 代表最强酸，14 代表最强碱），pH7.4 是中位值。如果血液 pH 值未能保持在该数值附近，就会给身体增加负担。例如，血液偏碱性，呼吸就会减少，使二氧化碳水平上升，恢复到正常 pH 值；相反，血液偏酸性（如呼吸性酸中毒），为了排放酸性的二氧化碳，呼吸就会增加。保持体内正常的 pH 值是生命体不可缺少的条件，如果血液酸性增加（pH 值低于 6.8），或者碱性增加（pH 值高于 7.8），都会对生命产生威胁。因为体内

pH 值和器官、代谢功能有直接的关系。H^+ 浓度高于正常值（pH 值较低）时称为酸中毒，H^+ 浓度低于正常值（pH 值较高）时称为碱中毒。

三、酸、碱中毒的危害

当血液的 pH 值小于 7.35 时，人体将发生酸中毒，其主要症状是中枢神经系统受抑制，重者可进入昏迷状态；当血液的 pH 值大于 7.45 时，人体将发生碱中毒，其主要症状是中枢神经系统的过度兴奋，重者可出现肌肉痉挛、抽搐；当血液的 pH 值低于 6.8 或高于 8.0 时，严重的酸、碱中毒会引起细胞蛋白变性。

酸中毒时，血红蛋白与氧的亲和力降低，在一定程度上有利于氧向组织供应，可以缓解组织缺氧；反之，碱中毒时，血红蛋白与氧的亲和力升高，也就是说，与血红蛋白结合的氧不易释出，阻碍了氧向组织的供应，使组织缺氧程度更加严重，大大增加细胞损伤。因此，我们可以得出这样的结论：碱中毒对人体缺氧的危害要比酸中毒严重得多。在临床上，碱中毒更应该引起我们的重视。

引起血液 pH 值变化的因素主要有两种：呼吸和代谢。呼吸过慢会使体内的二氧化碳增多，血液的 pH 值降低，造成酸中毒，缺氧、肝功能损害等患者容易发生酸中毒；肺过度通气容易引发体内二氧化碳浓度和二氧化碳分压减少，造成血液 pH 值升高，哮喘、甲状腺机能亢进等疾病容易造成呼吸性碱中毒。

四、二氧化碳对维持 pH 的意义

科学研究表明，二氧化碳不仅在调节呼吸、控制最佳血流量、释放氧气到肌肉方面起着重要作用，其在维持体内正常 pH 值方面也极为关键。简单地说，体内的二氧化碳浓度决定着我们的健康状态。正确的呼吸可以保持体内适当的二氧化碳浓度，保证身体其他各个部位的功能正常运行，而且运动时可以使体力、耐力及力量达到最佳状态。血液中的二氧化碳过少，造成血管收缩，血红蛋白不释放氧气。如果肌肉得不到必要的氧气，就会出现气喘，运动状态也无法提高。这样就进入恶性循环：气喘，大口呼吸，结果更喘。所以，接下来的章节将介绍正确的呼吸方法以打破恶性循环，建立新的良性循环，帮助大家重新领悟呼吸的精髓。

第二节　鼻呼吸的意义与口呼吸的危害

呼吸的方式决定了呼吸的质量，错误的呼吸甚至会给身体带来很多危害。例如因换气不当，导致运动时用力过度或精疲力竭，抽筋；因呼吸姿态不当，导致身体某些部位长期发力错误，产生疼痛；因情绪或精神困扰，导致呼吸急促，造成气体交换困难或加重情绪紊乱、焦虑等（图 2.1）。

一、鼻呼吸的意义

正确的呼吸首先就是学会"闭口"（图 2.2），做充分的鼻呼吸。人体由多种不同器官组成，各器官之间既紧密联系又严

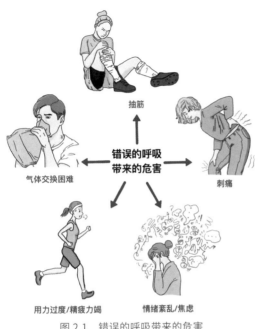

图 2.1　错误的呼吸带来的危害

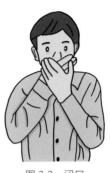

图 2.2　闭口

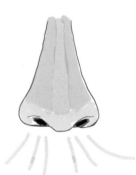

图 2.3　鼻

格分工，并发挥着各自的功能。鼻（图 2.3）的主要功能就是呼吸，就应该发挥它的功能和专长。鼻呼吸（图 2.4）既可以过滤空气中的尘埃及细菌，又可以调节进入鼻腔的空气湿度。更重要的是，使进入鼻腔的空气定量和限量。比如，用力呼吸、深呼吸、长呼吸等可以把肺功能尽量发挥出来。

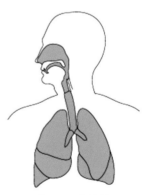

图 2.4　鼻呼吸

二、口呼吸的危害

日常的繁忙生活容易让人不自觉地养成口呼吸的习惯，如果意识到自己在用口呼吸的话，请马上调整为鼻呼吸吧。同时，尽量在空气新鲜、没有污染的地方做深呼吸。习惯口呼吸的人，刚开始改为鼻呼吸时，容易因空气吸入不足而缺氧，引发头痛或肌肉酸痛等症状。因此，用鼻呼吸时首先要保证吸入足够的空气。

肺功能也符合用进废退原则。口呼吸虽然省力、轻松，但会使呼吸规律发生改变，产生的后果是短呼吸、浅呼吸、半呼吸，肺功能不能全部发挥出来，肺失去特有的规律性、功能性和运动量，肺的功能退化。久而久之，肺失去健康，肺功能下降，肺动力减退和不足，直接影响心脏功能。心肺一室、心肺一体，心肺互动互补，肺是正帅、心是副帅，肺动力不足则心动力也随之减退。

1. 闭上嘴巴，延长生命

威廉·沃克·阿特金森在《呼吸的科学》一书中写道："瑜伽士了解呼吸法时首先要学习的是如何用鼻呼吸，并克服张口呼吸的习惯。"然而现在，很多人的口呼吸习惯因为过敏性鼻炎、睡眠习惯等问题，似乎并未改变。口呼吸会带来很多疾病。让我们闭上嘴巴，延长生命，用鼻呼吸让肺健康起来吧！

2. 鼻呼吸与口呼吸的对比

鼻呼吸与口呼吸的对比如图 2.5 所示。鼻呼吸时，空气进出鼻腔的阻力比口呼吸吸入空气的阻力大 50% 左右，氧气的吸

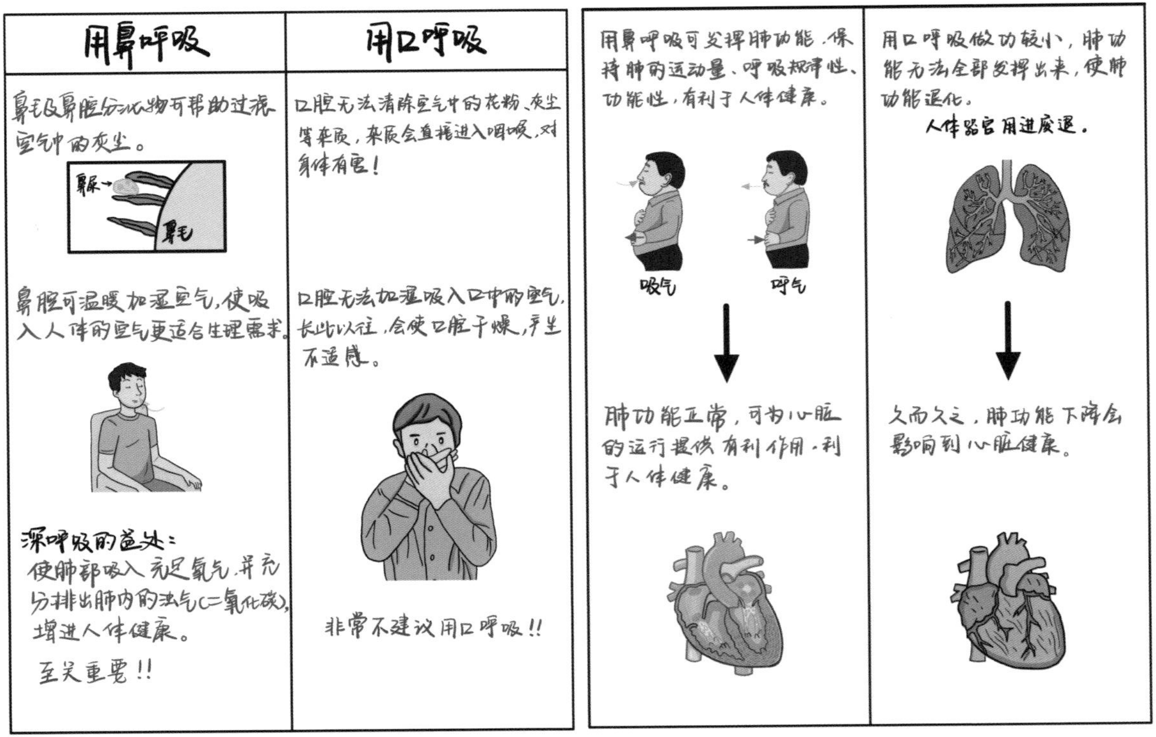

用鼻呼吸	用口呼吸
鼻毛及鼻腔黏膜可帮助过滤、净化空气中的灰尘。 （鼻毛 灰尘）	口腔无法清除空气中的花粉、灰尘、病菌及，来反名直接进入咽喉，对身体有危！
鼻腔可温暖加湿空气，使吸入人体的空气更适合生理需求。	口腔无法加温吸入口中的空气，长此以往，危害健康，身体状况不理想。
深呼吸的益处： 使肺部吸入充足氧气，并为切排出肺内的废气及二氧化碳，增进人体健康。 至关重要！！	非常不建议用口呼吸！！

用鼻呼吸可支撑肺功能，保持肺的运动量，呼吸将肺的功能性，有利于人体健康。	用口呼吸做功较小，肺功能无法在全部挥发送出来，使肺功能退化。
肺功能正常，可为心脏的运行提供有利作用，利于人体健康。	久而久之，肺功能下降后，影响向到心脏功能。

图 2.5 鼻呼吸 VS 口呼吸

入量却能增加 10% ～ 20%。鼻呼吸可以提高吸入空气的温度和湿度，并清除吸入空气中的大量微生物。在体育锻炼时用鼻呼吸，可以获得与做有氧运动同样的效果。鼻子是一氧化氮的储藏室，一氧化氮是维持良好健康的一种基本气体。

口呼吸容易让儿童头部前倾，减弱呼吸强度，还会口干舌燥，甚至出现脱水症状。同时，口呼吸容易引起牙齿和牙龈方面的疾病，如口腔细菌群改变从而导致口臭等。口呼吸也是打鼾与睡眠障碍的原因之一。

第三节　鼻孔交替呼吸的好处

适当的饮食、运动和无压力的生活是保持健康的必要条件。快速的工业化，污染、过度拥挤的环境，以及久坐不动的生活方式是人群健康状况恶化的原因。大气污染是引起各种呼吸道疾病的主要原因。鼻子是人的呼吸和嗅觉器官，是呼吸道的第一关，是氧气进入人体的必经门户。它分为外鼻、鼻腔和鼻窦三部分。当你把手指放到自己的鼻孔两侧时，闭上眼睛，正常呼吸，就会发现，在呼吸时，鼻子是两侧交替工作的。有一侧呼吸强度会比另一侧强！所以，我们的鼻子并没有想象中那么"勤劳"，它也是会"偷懒"的哦！

在古代，瑜伽士们就知晓可以通过鼻孔交替呼吸（Alternate Nostril Breathing，ANB）来控制情绪和能量。研究发现，ANB 可以调节交感神经平衡，改善呼吸功能，缓解压力，改善新陈代谢；同时还能提高认知功能，延缓衰老，净化身体和心灵，促进健康和健身。在一天中的任何时候，都会有其中一个鼻孔来主导呼吸，主导呼吸的鼻孔的转化节律是 90~150 分钟，这一循环的长度是生理平衡状态的反映。在睡眠时，可以保持右侧卧位来创造左鼻孔呼吸为主的主导条件，这样可以帮助睡眠。

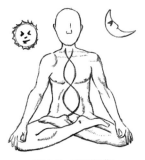

图 2.6 阴阳平衡

ANB 有月亮式和太阳式等呼吸控制法（图 2.6），对一般人而言，采用 ANB 不会有太多特殊的感觉，但有些人对身体能量的感受会敏感一些，或者在长时间练习以后会有更明显的感知。

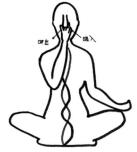

图 2.7 月亮式呼吸控制法

有时，我们处于皮肤发热、情绪激动、易怒这种"阳"的状态中，这时候我们可以尝试左鼻孔吸气、右鼻孔呼气，会带来安神、平和、调整休息、放松的效果，这个调息练习叫做月亮式呼吸控制法（图2.7）。但是不可练习过度，否则就会疲乏无力、睡思昏沉、心态消极。

反之，如果感觉消沉、抑郁、手脚冰凉、怕冷等，可以尝试用右鼻孔吸气、左鼻孔呼气，提升能量、促进内脏功能（比

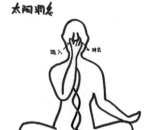

图 2.8 太阳式呼吸控制法

如消化和新陈代谢）、保持积极进取状态。这个调息练习叫做太阳式呼吸控制法（图2.8）。同样不可练习过度，否则会导致情绪兴奋、焦躁不安。

ANB 的具体做法（图 2.9）是：用右手拇指压住右鼻孔，用左鼻孔深长缓慢地吸气，持续几秒钟；用无名指（或小拇指）压住左鼻孔之后放开压在右鼻孔的拇指，用右鼻孔缓慢呼气；持续左吸右呼 3 分钟。吸气，屏息，呼气放松。随后再用右鼻孔吸气，左鼻孔呼气，持续 3 分钟。ANB 练习是改善呼吸耐力和呼吸功能的有效措施。

ANB 训练是目前进行潜意识和无意识疗愈最快速有效的方法，它能通过呼吸产生疗愈效果，是一种简单、快速、安全的身心大扫除。

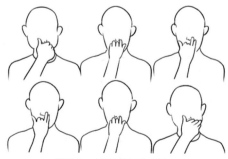

图 2.9 ANB 的具体做法

第四节 现代人为什么有如此多的健康隐患

人类的科学技术发展突飞猛进，让我们享有了很多古人不敢想象的便利，如借助飞机日行上万公里，借助电能和灯光彻夜不眠。这些看似让我们的生活越来越方便高效的辅助工具，却在不知不觉中对抗着人类的生物配置系统。比如，我们的肠胃原本只适应某一特定栖息地的饮食和菌群，一旦去到完全陌生的地方，身体的不适应就会显现。又如，不同地方气候差别或时区差距给身体带来的影响。长期频繁、远距离出差的人，其褪黑素分泌很容易紊乱。我们的肝胆和心肺等原本在夜间需要进行休息和修复，但是晚上加班的人就容易因为作息让身体不知所措，无法按照人体生物钟自带的功能进行合理调控。

我们生活在大城市里，车水马龙，川流不息。交通工具带来便捷的同时，也成了引发健康问题的因素。如果你碰巧住在地铁沿线、沿街路边，那么持续的噪声将使人长时间得不到宁静，造成交感神经过度活跃，人容易焦躁、心神不宁，罹患高血压病的风险也会增加，并伴随听力下降、肾功能受损等多重隐患。

我们缺乏与大自然的接触，整天坐在高楼大厦里，地球本身的磁场和地气无法直接抵达身体，无法为我们提供天、地、人之间的自然能量流动；我们过度依赖恒温的空调，使得身体感知自然节气的机会大大减少；我们以车代步，日常的运动量严重不足，身体的某些自律机能也无法得到正常的锻炼与激活，身体代谢功能逐步弱化。

另外，人类社会为群居管理所设定的各种社会制度和法则，在很大程度上限制了或忽略了人体的自动调节功能和本能情绪的抒发。人类从大自然的一份子变成了社会的一份子，规则越来越多，矛盾也越来越多。举例而言，学生们的作息几乎被学习占满了，过大的学习压力、过多的学业功课使学生无法劳逸结合。长此以往，不论是学生的身体还是心理，都容易出现问题。

第五节　哪些疾病是可以通过呼吸改善的

每一种疾病都是能量缺乏引起的后果。卡尔 - 海因斯·睿博认为，人体首先是一个能量体，限制其健康舒适感觉或导致疾病的终极原因是其能量的减弱或缺损（图 2.10）。

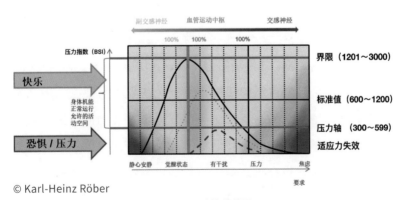

© Karl-Heinz Röber

图 2.10　功能曲线图

图 2.10 显示的是人体副交感神经、血管运动中枢和交感神经的功能曲线图。绿色竖线对应的是最佳峰值点；黑色实线是最佳曲线，代表处于最佳状态的健康人应有的曲线，其所有的神经系统调节功能正常。但是今天，由于普遍存在的环境污染、工作压力负荷等对人体的影响，人体自主神经系统的平均功能值产生了向右的偏移，如图中的绿色断点曲线。如今，最佳曲线只有在受过良好训练的顶级运动员、宇航员等身上才能看到。

功能曲线可以通过心率变异性监测获得。在数千次的实测中，我们得出如下结论：负责人体放松技能的副交感神经占据总体神经功能的 1/3，剩余 2/3 的功能由负责应激和活跃的交感神经来担当。一个受过良好训练、有意识进行自我调节的人，可以在大部分时间内保持快乐，可以随时享受安静修心带来的放松惬意，也可以从容地应对压力与焦虑，并将负面的状态控制在较短时间范围内。

图 2.10 中，最底部的虚线对应内环境稳态被打破的人群。大多数人的功能曲线都在红色虚线对应的区域里。他们完全处于绿色竖线的右侧，脱离了副交感神经所在的左边区域。这意味着，他们的副交感神经的放松调节功能已经出现了明显的功能障碍，导致机体无法正常调节，从而导致内环境稳态被破坏。人群中普遍存在的透支疲惫感、亚健康症状与此紧密相关。一个能量缺乏的人，身体机能正常运行受限，其生物自律调节的空间被大大缩小在图 2.10 下面 1/3，甚至是 1/4 的区域，生活

中不时充斥着恐惧、压力与烦躁，不容易感知快乐，即使是喜乐的情绪，也只能维持很短的时间。人体能量的低下导致免疫力低下，导致各种疾病乘机作乱。

对此，常用的改善办法是冥想、运动，最容易也最有效的办法是呼吸练习。睿博指出，在他亲测的数百案例中，很多人的行为习惯需要纠正。有很多职场经理人长期进行耐力训练，如中远距离跑步，甚至马拉松，但是他们都忽略了在运动中关注呼吸。错误的呼吸习惯对身体有很大的害处。如果想从这些运动中获益，必须有正确的呼吸方法。对呼吸法的推崇来自中国，早在《黄帝内经》中就有详细记载。但是今天即便是很多中医医生，也对此一无所知。

从这个角度讲，重视并定期练习呼吸法，是补充身体能量的基础工作，也是预防各类慢性病的制胜法宝。特别是看不见症状的情绪类问题，很大一部分是可以通过呼吸训练得到明显改善的。

抑郁症患者多半较常人有更快的心率，心率变异性功能也更受限，这种组合是一种典型的长期压力的表现。越来越多的西方心理治疗师推荐采用简单的呼吸训练来辅助患者治疗。轻度和中度抑郁症患者通过持续地呼吸训练，不但可以改善心情，还能优化睡眠行为，并能增强自我价值感。相关的一种医学解释是，深呼吸训练可以影响并刺激横膈的下半部分，从而影响到迷走神经，改善抑郁症状。

高血压病的致病原因虽然多种多样，但是有一部分可能与不正确的呼吸习惯有关。其中一种解释是，吸气时，横膈向下的运动幅度不够，没有促进血液循环，因此静脉血液循环的抽吸作用太弱，血液循环的静脉血无法充分排空，容易形成血液淤堵。而心脏需要更大的压力才能将血泵出动脉。

心肌梗死的成因是部分心肌的血管被阻塞，导致血液循环突然中断，心肌因无法得到足够氧气而坏死。很多患者在心肌梗死发作时，由于突发的紧张与无措，会屏住呼吸，造成身体"雪上加霜"，有些患者甚至等不到救护车的到来，错失宝贵的救命时间。深呼吸对心肌梗死有重要帮助（图2.11）。如果我们有急救意识，知道缓慢有力的深呼吸可以及时增加心脏的给氧量，可以减少自主神经系统的自动焦虑反应，就能在关键时刻拯救自己的生命，为去医院治疗争取宝贵的时间。

很多人谈癌色变。癌症不只是遗传性疾病，其与生活习惯也息息相关。正确的呼吸能帮助人尽量脱离纷杂的情绪，更清

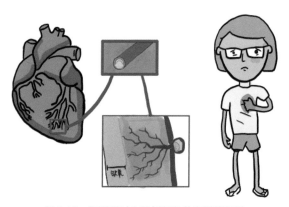

图 2.11 深呼吸对心肌梗死急救有重要帮助

晰地感知身体不适，及时干预。放疗、化疗的患者会经历很多身体痛苦，呼吸能够帮助其缓解疼痛、获得能量、稳定情绪，起到一定的疗愈作用。

第六节　呼吸是保证健康的重中之重

《健康中国行动（2019—2030 年）》是中国政府 2016 年提出的战略性国策，旨在加强健康预防领域的全方位投入与建设，并进一步加强扶持中医药的继承与发展，为世界创建一个中国榜样。

2016 年 8 月，全国卫生与健康大会召开。大会上，习近平强调，健康是促进人的全面发展的必然要求，是经济社会发展的基础条件。如果不能有效解决健康问题，必然会严重影响人民健康，制约经济发展，影响社会和谐稳定。

全民健康的关键是健康教育要先行。《健康中国行动（2019—2030 年）》也强调了健康普及教育的重要性。通过各种方式，在加强健康科普教育的基础上，提升民众的自我健康意识，这本身也是中医学的传统。健康是一种生活方式，更是一种预防意识。

《"健康中国 2030"规划纲要》（简称《纲要》）是自中国人民共和国成立以来，国家首次制定的健康领域中长期战略规划。《纲要》是中国参与全球卫生事业和实现联合国可持续发展目标议程的政治承诺。这是全世界有史以来第一次由政府提出，将其民众的健康作为重点，并贯穿中国所有政治和经济领域的纲要。《纲要》也与老子《道德经》中表述的思想重点相合。《道德经》第二十五章说，域中有四大，而人居其一焉。人法地，地法天，天法道，道法自然。即只有理解世界的本质并相应地行为处事，才是道法自然的正道。也就是说，维护健康的本质是向大自然学习，以顺应自然的方式规范自己每一天的生活，随心所欲不逾矩。在这方面，没有一本书能比中国的经典医籍《黄帝内经》更全面、周详、充满智慧。这本写于两千多年前的医籍，不止是一本指导医生如何知病、治病的医书，更是一本引领人们调心、调身、调神，学会与他人、与环境和谐相处的生命之书。书中不仅教授了长寿的秘诀，也多次提到呼吸与健康的重要性。

《纲要》的重点之一是"预防为主、关口前移，推行健康生活方式，减少疾病发生，促进资源下沉，实现可负担、可持续的发展"。这与睿博首创的信息能量医学功能图（图 2.12）所表达的主旨是高度统一的。

图 2.12 中，随着时间和身体层面信息能量的变化，若早期不加干预，最终变得糟糕的生命质量必然伴随高昂的疾病治疗费用。对人体系统早期的健康风险、信息和能量失调层面的分析评估、预防介入、监控等，将大大避免后期产生的各种疾病，并提升个人的健康状态与生命品质。呼吸在健康预防领域的重要基础作用是其他任何医疗保健方法都替代不了的。

国家今天在健康领域投入的每一分钱，都意味着在未来，

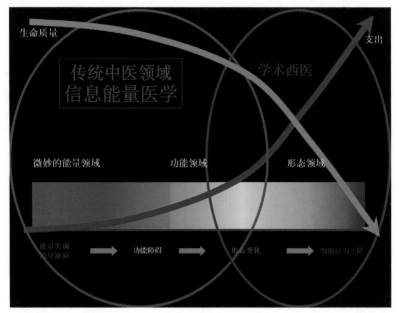

© Karl-Heinz Röber

图 2.12　信息能量医学与西医的区别

可节省成百上千倍的医疗开支，并大大提升国民身体素质。作为公民个体，大家都应该成为健康的主人，为自身健康负责。

　　歌德曾说："理论是灰色的，而生命之树常青！"让我们为健康行动吧！

若需进一步接受呼吸法治疗，可扫描二维码咨询、预约呼吸法门诊（呼吸康复许纲教授团队）。

第三章

呼吸与健康生活

03

第一节 《黄帝内经》与呼吸

《黄帝内经·素问》通过把握天、地、人的整体性关系，主要从气血、阴阳和五行的角度阐述自然界与个体生命之间的运化规律。中医文化和道医文化中讲的养生和修炼，无一不是将呼吸作为主要的入门途径，通过特定方式的呼吸吐纳，人得以体验能量、炼化能量，并提高能量的层级，达到健康长寿的终极目标。

在统领全局、提纲挈领的《素问·上古天真论篇第一》中，黄帝就提出了最高健康榜样"真人"之所以长寿的生活状态和方式："余闻上古有真人者，提挈天地，把握阴阳，呼吸精气，独立守神，肌肉若一，故能寿敝天地，无有终时，此其道生。"其后，又在各篇中多次提到呼吸的重要性。

在《素问·灵兰秘典论篇第八》中，黄帝的老师岐伯说："心者，君主之官也，神明出焉。肺者，相傅之官，治节出焉。"在对脏腑的重要性和职能的描述上，岐伯用国家管理打比方，指出心脏的重要性相当于帝王；肺相当于宰相，治理调节整个国家的各个职能部门，是帝王的左膀右臂；其他的脏腑器官分管各自领域的事务。从实际的脏腑位置来看，肺在心脏的上方，像古时候帝王出行时所乘之车上方的华盖，起到遮蔽保护的作用，正如岐伯所言，"故主明则下安，以此养生则寿。"

中医认为，呼吸不单纯是空气出入人体，更多的是气的升降浮沉。人体内的血液都需要气的推动，才能在全身循环。而肺是气之主，负责人体宗气的生成与运行，形成人体自身的一道防护墙。宗气足，心肺功能强，肾能纳气；宗气虚，则百病易生。通过肺的宣发肃降，宗气就能在人体内外运行，有升有降，维持身体的机能。

《素问·六节藏象论篇第九》中，黄帝问到藏象时，岐伯说："心者，生之本，神之变也；其华在面，其充在血脉，为阳中之太阳，通于夏气。肺者，气之本，魄之处也；其华在毛，其充在皮，为阳中之太阴，通于秋气。"这再次强调了心肺的特性和重要性，其中提到肺主皮毛，也就是说，皮肤作为人体表面积最大的器官，由肺管理，且和肺一样，时刻都在呼吸。肺功能强大、呼吸畅通也会显示在肤质上，表现为皮肤光亮有弹性，不会长暗疮或痤疮。皮肤也是人体最外层的保护膜，其毛细孔可以排汗透气，调节体温，抵御风寒、病菌等外邪的入侵。换句话说，有皮肤病的人，可以在正常治疗之外，通过调节肺功能，改善皮肤质量和防御能力，其中主要的方式方法是练习呼吸。在中医理论中，肺和大肠是相互关联、直接影响的"表里脏腑"。肺的功能是否健全，也影响大肠的排泄能力。

中医是一门讲究时间尺度的医学。中医理论中，子午流注的概念，即人体的十二经脉会随着时间变化，各自有一个时辰（也就是 2 个小时）的当令活跃时间。肺经属于十二经脉之一，活跃时间是凌晨 3 ～ 5 点，预示着新的一天开始。肺为娇脏，接收经过肝经净化过的营气，运行五脏六腑的气血，并启动卫气，为一整天的生命保驾护航。如果早上这个时间段容易咳嗽、气喘，可能表示肺对肝输送而来的营血品质不满意，以自己的方式提出"抗议"，也提醒我们需要注意肺功能了。

关于练习呼吸和调理情志的关系，《黄帝内经》也有多处涉及。在《素问·举痛论篇第三十九》中，黄帝提到："百病生于气也，怒则气上，喜则气缓，悲则气消，恐则气下，寒则气收，炅则气泄，惊则气乱，劳则气耗，思则气结。"在《素问·阴阳应象大论篇第五》中，又有"人有五脏化五气，以生喜怒悲忧恐"的具体描述，旨在表达脏腑和情绪的对应关系。脏腑生成并储存情绪，每一种过度情绪又是引向脏腑疾病的最初导火线。进行有意识地呼吸训练，就是以反向制约的方式，调气宁心，纠正这些不良和过度的情绪，将身体不需要的能量排出体外，将身体需要的能量加以转换，参与生命过程。

第二节　身体的守门人

眼睛、耳朵、鼻子、舌是人的感觉器官（图 3.1），它们在我们的面部。

鼻子有两个功能，一个叫自然功能，另一个叫社会功能，它们一起为健康保驾护航。自然功能和蔼友善，广交天下挚友，有骨片、鼻腔、鼻毛、鼻黏膜等，他们共同为人类担负起守护健康的重任。那么，鼻子上的各个角色中，哪个是身体最重要的守门人呢？

骨片说："我自愿申请做老大，因为我在鼻背部，我有做

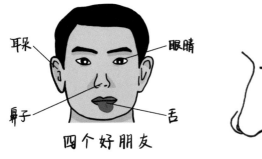

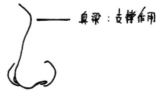

图 3.1　感觉器官　　　　　　　　图 3.2　骨片

支架的功能，保持整个鼻子的正常形态。谁要敢来欺负我们，我就是第一道防护，让它们没有可乘之机（图3.2）。"

　　鼻腔说："我愿意守护大家，我身上覆盖着一层黏膜，有复层柱状纤毛上皮，它还带了许多含黏液的杯状细胞和管胞状腺体，占据了鼻腔下面2/3的黏膜管呼吸，让我来守护大家（图3.3）。"

　　"我有'忠实卫士'的称号，你们谁也别来和我抢。"鼻毛发话了，"我在鼻孔的前方，躲在鼻前庭中，我能仔细地过滤空气，当人在呼吸的时候，我可以第一时间筑起屏障，像篱笆墙一样，把灰尘挡在外面，保证肺部和气管的清洁。因此，守护大家的任务应该让我来（图3.4）。"

　　鼻黏膜也不甘示弱，细声细语地说："我可以分泌黏液，别看我很柔软，我的力量是无穷大的，我有很强的黏性，可以牢牢地粘住灰尘和细菌；而且我分泌的黏液含有'溶菌酶'，有抑制和溶解细菌的作用。所以，我可以第一时间将坏人挡在门外，守护大家（图3.5）。

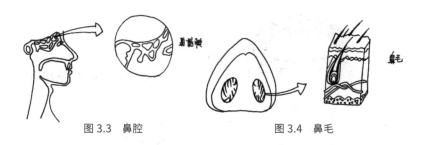

图 3.3 鼻腔　　　　　　　　图 3.4 鼻毛

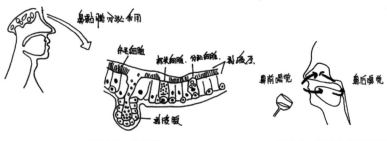

图 3.5 鼻黏膜　　　　　　图 3.6 鼻子的嗅觉功能

"你们都别吵，都别争。"鼻子发话了，"你们谁能说说，我还有什么功能啊？谁答对了，我就让谁做守门人。"

"你是嗅觉器官，你可以闻各种各样的味道，你能和人的大脑相联系，能够灵敏地辨别出上万种气味（图 3.6）。"

"你还有丰富的血管，可以对吸入的冷空气进行加温，可以散发出大量热能，你的温度一直维持在 32℃ 左右，即便天气寒冷，也可使吸入的冷空气加温后再进入气管和肺部。这样，当冷空气经过我们的鼻腔达到喉部时，已经和体温比较接近了，这样就不会有刺激了（图 3.7）。"

"你还有加湿的作用。鼻黏膜的分泌液和黏膜渗出液一个昼夜可以达到 1000 毫升左右。当温度增高时，我们保持湿度的

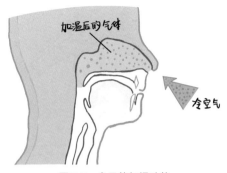

图 3.7　鼻子的加温功能

能力也随之增强，因此就不会有干燥的感觉。"

"你可以通过嗅神经连接到颅内，而这条道路在感染时会引起颅内并发症。"

"你和眼睛也是兄弟，它们有个相同的管道叫做'鼻泪管'，眼睛的分泌物会通过鼻泪管流到鼻腔。"

"对对对，你们说的都对。"鼻子点点头。

"还有我呢！"沉默不言的社会功能举手示意，"大家别忘了还有我呢。在社交中，人类不用开口，只发出鼻音就可以与他人产生共鸣，或表达疑惑。"

现场争吵不休，大家各抒己见，谁也不让步，都想做守门人，争相保护人类。眼睛、耳朵、舌头说："鼻子老大，我们都是在你的保护下幸福地生活。眼睛可以不看，耳朵可以不听，舌头可以不尝，可是鼻子不可以不呼吸（图 3.8），鼻子的每个伙伴都不可以少，所以你们都是人类真正的守门人。"

鼻是人的福星器官，号称"鼻祖"恰如其分。"肺开窍于鼻"，

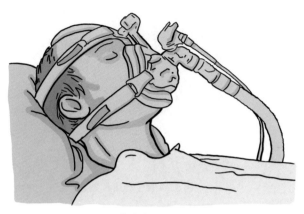

图 3.8　人类离不开鼻子的呼吸

鼻外与空气相连接，内与肺相连，吸入新鲜空气，呼出废气。呼吸可以成为深入探索内在的一个强而有力的工具。鼻子吸可吸入宇宙能量，呼能呼出体内废气，是人体气的输入、输出器官。在许多国家的语言中，呼吸与生命是同义词。

第三节　思想的药剂师

　　入职面试的门外，小刘紧张地踱步。好友小张关切地说："你太紧张了，来，深呼吸，跟着我做，吸气，呼气，吸气，呼气……"小刘听了小张的建议深深吸了一口气，然后缓缓吐出。深呼吸真的可以缓解紧张吗？呼吸跟我们的思想又有什么联系呢？

　　呼吸，每时每刻都在自然而然地发生，人类大脑可以主动控制呼吸的方式，同时，呼吸方式也可以对思维产生影响。在应激情况下，人们时常感到紧张，此时呼吸趋向浅而快，导致血液中氧气含量减少。而氧含量减少与浅而快的呼吸频率会进一步增加紧张的感觉。另外，大脑及血液中氧含量的减少可引起慌乱，使思想难以集中。

我们通常会认为，大脑注意力高度集中时，呼吸应该是加速的，但事实并非如此。大脑注意力高度集中时，呼吸是和缓的，甚至是暂停的，因为注意力高度集中需要消耗大量氧气，而急促的呼吸无法让大脑集中注意力进行思考，安静和镇定对思考来说尤为重要。因此，我们需要通过深慢的呼吸与适当的屏气增加氧的扩散，同时深且慢的呼吸动作也会引起肩部及胸腹部肌肉交替地紧张、松弛，更利于放松。

可见，正确的呼吸方式对集中注意力尤为重要。深呼吸放松法是一种非常简单的放松技巧，不需要借助任何仪器设备，在任何情形下均可以自行练习。具体做法是让练习者保持舒适的卧位，双肩放平，双脚自然张开，手臂放于身体两侧，然后慢慢地做深呼吸动作。指导者配合练习者的呼吸节奏进行指导："呼—吸，呼—吸，深呼吸"循环重复，直到练习者感觉全身放松。练习深呼吸动作的同时，可配合一些暗示语，如"放松、放松"效果更好。

深呼吸放松法对思想具有一定正向作用。随着呼吸放松训练的进行，练习者的注意力会渐渐集中在自己的呼吸上，感受气息的进和出，这时大脑会得到放松，从而改善心绪不宁，使人体达到身心和谐的状态，形成积极的态度和健康的思想。

中医理论认为，肺主气，司呼吸，肺主宣发肃降。肺主一身之气，肺之气血充足，则呼吸均匀，卫气充足，全身治节有度。可见呼吸，尤其是均匀平稳的呼吸，具有调节全身气机的作用。呼吸时，如果配合按摩太阳穴、百会穴、关元穴、定喘穴、风门穴等穴位，可帮助排痰，保持呼吸道通畅。穴位按摩也可以疏通经络，让人身心舒畅。平稳的呼吸可以调节体内气血，使得心神安宁，头脑清醒，思维灵活，注意力集中。

所以说，呼吸是思想的药剂师。我们要学会借助正确的呼吸方式调节自身的情绪，从而进一步影响我们的思想。

第四节　情感的风向标

呼吸是情感的风向标，是身体和情感之间的桥梁。如果你曾经观察过自己的呼吸频率，你会发现，烦躁和焦虑的时候，呼吸会变得急促；内心十分平静的时候，呼吸会变深、变缓。因此，很多时候，我们从呼吸频率就能够判断出一个人的情绪状况。

人在成长过程中会不知不觉养成一定的呼吸方式。不被自我觉察的呼吸方式在潜移默化地影响着一个人的精神状态。如果长期情绪不良，呼吸方式也不良，则一个人的性情和心理就会形成固有的特点，且难以改变。想要了解和控制你的情绪，最简单的方式是观察并调整你的呼吸。静下心来，认真研究你的呼吸方式，并辨认出其中的错误所在，通过正确的呼吸方式来平衡身心及情感。

内心的省思练习可以解放思绪。思绪一旦解放，情感就能自然而然地流露出来，身体也会因此而放松。现代生活和工作压力不断加大，烦躁、焦虑、抑郁等情绪挥之不去。此时，就让呼吸来释放一下我们的情绪吧！

　　坐立不安、心浮气躁，这时的呼吸一般是呼气强而粗重、吸气短而急促。这种情况下，可以弯腰弓身的姿态练习强有力的呼吸方式。呼气时，弯下腰长呼气，弯腰时腹腔增大，同时胸腔也受到一定程度的挤压，有利于排出更多气体。呼气后，努力让吸气缓慢而悠长。烦躁的心情会因呼吸频率的改变而改变。

　　整日忧心忡忡、愁眉不展，此时的呼吸大多节奏混乱而无规律，呼吸方式一般是肩式呼吸，呼吸深度不够，无论吸气呼气都始于肩膀、止于肩膀，呼吸微弱而短浅，这种不正确的呼吸方式会增加苦恼的感觉。这种情况下，我们可以有意识地让呼气强而有力，吸气时大力用腹部进行。如果直接采取腹式呼吸较为困难，可以先运动10分钟，然后采取正确的鼻尖式呼吸。

　　时常抱怨，唉声叹气，这时的呼吸一般是呼气强而较长，吸气极轻而较短。从思想层面改变自己的精神状况比较困难，但从呼吸方面改善则相对容易。这种情况下，最有效的方法是自我调节呼吸。挺起胸膛，大口吸气，屏息3秒钟，大力呼气5秒钟，重复几次，卸掉肩上的压力与自卑，塑造乐观自信的自己。用腹式深呼吸可疏导消极情绪，扫除抑郁之气。腹式呼吸即鼓起腹部，然后用力吸气，吸满后用嘴大力出气，吐气可以发"啊""呀""呸"等声音，这些音节都利于去除胸中的抑郁之气，令人心胸开阔。腹式呼吸可以增强心脏迷走神经活性，使肌肉松弛，快速调整情绪，缓解紧张，恢复平静。用心呼吸，可以释放情绪。

若需进一步接受呼吸法治疗，可扫描二维码咨询、预约呼吸法门诊（呼吸康复许纲教授团队）。

第四章

呼吸运动

04

第一节 改变呼吸方式能减肥

你一定想不到，呼吸与减肥有关系。呼吸不当会导致缺氧，不利于细胞内脂肪的氧化分解；而充足的氧气会让你精力更充沛，减肥更有效。呼吸可以通过横膈运动来按摩和影响内脏：吸气时，想象身体像气球一样，横膈下沉，按摩腹部的内脏器官，加强胃肠蠕动；吐气时，横膈上移，按摩胸部的内脏器官，从而加强整个内脏器官的功能。适当的一呼一吸的动作能使腹肌得到很好的锻炼，许多练习者可以通过正确的呼吸方式消除腰腹的多余脂肪。

血液中二氧化碳的浓度决定了体内氧气的利用率。从根本上说，呼吸方式决定了血液中二氧化碳的浓度，因此，采用正确的呼吸方式时，血液中便有足够的二氧化碳，这时呼吸是平静、稳定且有规律的；反之，换气过度则表现为气息粗重、喘息不匀，结果导致大量的二氧化碳被排到体外，输送到体内的氧气减少，使人气喘吁吁。因此，采用正确的呼吸方式会增加血液中二氧化碳的浓度，从而增加输送到肌肉、器官（包括心脏及大脑）的氧气，扩张动脉，增加血流量，分解更多的脂肪，提升运动机能。换句话说，采用正确的呼吸方式可以充分地发挥身体与生俱来的各种功能。如果我们将呼吸融入生活，维持健康的呼吸方式，就能有效地将体内的氧气量控制在理想水平，使身体保持健康平衡状态。

那么，怎样通过科学的呼吸方式来减肥呢？爱尔兰学者帕特里克·麦基翁（Patrick McKeown）针对想要减肥的成人制定了呼吸训练——从轻慢呼吸到正确呼吸。

（1）保持鼻呼吸，改掉口呼吸习惯。

（2）如果睡眠时不能保证鼻呼吸，可在嘴上贴透气的胶布保证鼻呼吸。

（3）日常生活中随时留意自己的呼吸，确保呼吸平稳、放松又安静。

（4）练习从轻慢呼吸到正确呼吸，每天5次，每次10～15分钟，不妨分成以下五个时间点进行练习：

- 上午工作前10分钟；
- 午休10分钟；
- 下午工作后10分钟；
- 晚上看电视时10分钟或更长；
- 睡觉前15分钟。

（5）每天可以花30～60分钟，边走路，边练习从轻慢呼吸到正确呼吸。

（6）体内氧气水平测试成绩超过20秒，且适合做屏息练习的人，可模拟高海拔训练。如步行时做8～10次屏息练习，以能感受到中等缺氧为宜。

（7）要特别关注饥饿的感觉，问自己是否真的需要进食。确实饥饿才进食，一旦吃饱立即停下来。

散步或慢跑时进行鼻呼吸可以增加血液供氧；屏息训练则能让血液每隔1分钟左右处于无氧状态，在无氧状态下，身体被迫提取储存的脂肪来燃烧卡路里以获取能量。因此有氧运动与无氧运动交替进行，会促进卡路里燃烧和体重减轻。

从轻慢呼吸到正确呼吸练习，是专门为帮助人们将注意力从精神转移到身体而设计的。该练习的重点必须放在呼吸上，慢慢让呼吸减弱，造成轻度缺氧。观察你的呼吸并减缓它，直到它给你的全身带来放松的感觉。

第二节　关于压力，你需要知道的

总体来讲，我们每天所面临的大部分日常生活和工作的挑战超过了身体本身能应付的总量，使得身体错误地以为我们一直处于应激状态，需要时刻准备应付"战斗"。这样造成的后果是，我们疲于应付，感受到前所未有的持续性压力。压力的概念是 1936 年由汉斯·塞利（Hans Selye）提出的，他将压力分为良性压力和恶性压力，前者对生物体的生存起必要和积极作用，后者则因其过度的刺激造成身体的重负和损害。今天所说的压力一般都是指后者。

压力可以由不同的生理和心理刺激（压力源）引起，包括炎热、寒冷、噪声、环境污染、受伤、感染、两性关系紧张、工作过量、亲人离世等。汉斯·塞利认为，无论何种压力源都会引起身体的适应性反应，被称为一般适应综合征。其包括三个阶段：报警阶段、抵抗阶段和疲惫阶段。在报警阶段，身体会分泌大量的激素，如皮质醇、肾上腺素和去甲肾上腺素。其结果是血糖和血压升高，心跳加快，血流量增加。在抵抗阶段，生物体试图去适应特定压力源，与此同时，抵抗其他压力源的能力会减弱，从而引起免疫系统的功能减弱，防御疾病的能力也下降。当长期的压力无法得到排解时（到达疲惫阶段），会发展为虚脱或器质性病变，如癌症、胃溃疡、高血压病或心肌梗死等。

压力源会使交感神经过度活跃，引起各种生理反应：

- 人体感官持续受到信息的过量刺激；
- 心跳加速，脉搏加快；
- 血压升高；
- 呼吸频率增加，支气管扩张；
- 瞳孔扩大；
- 胃的消化功能被关闭；
- 肠的消化被停滞；
- 肝脏提供更多的糖（葡萄糖）作为肌肉细胞的燃料，脂肪燃烧停止；
- 肾脏释放更多的肾上腺素；
- 膀胱不再储水；
- 副交感神经系统的功能（大脑控制）受到抑制；
- 性功能受到抑制。

副交感神经负责人体的休息、放松和再生，其分泌一种神经递质——乙酰胆碱，能使人放松、冷静，心跳减缓。安静、放松对身体意味着激活能量储存和能量处理、智力活动、喜悦和恢复。

　　只有哺乳动物有如此灵活的生理机能。例如，交感神经处于活跃状态时，心脏的电场不稳定，容易出现心律不齐。反之，副交感神经则能保护心血管。只有当"刹车"和"油门"同样强大并正常工作时，人体的体内调节才能达成平衡。从生物电的角度来看，通过交感神经的电流是通过副交感神经电流的两倍，也就是说，同样的情况下，交感神经比副交感神经具有优先权。只有当交感神经处于休息和关闭状态时，副交感神经才能进行活动，身体才能开展消化、修复、生长等重要工作。一旦交感神经活跃，副交感神经只能乖乖地让位（图 4.1）。

　　交感神经和副交感神经对人体来说如同汽车的油门和刹车系统。如今，普遍的现象是很多人的"刹车系统"出问题了，而"油门系统"被过度使用，以至于在调节体内平衡的过程中，身体力不从心。副交感神经的调节功能问题不是一天两天形成的，而是长年累月、日复一日的结果。如果人体长期处于高压下，副交感神经的调节功能会越来越差，越来越受限制，人体就越

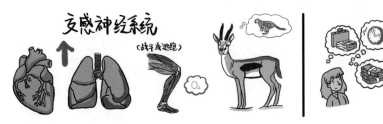

图 4.1　现代社会的各种压力源造成交感神经长期过度活跃

来越难自主地休息和修复。人体若不放松调节，跳出压力状态的能力就会变差。就像是一根橡皮筋，在超负荷使用和温度影响下，最终会失去弹性。

在副交感神经出现功能失常的早期，尚可以通过一定的方式方法改善和修复，如呼吸训练等；一旦超出体内调节临界点，或长期使用化学药物、接受手术治疗等，人就会出现副交感神经功能低下所引发的各类亚健康问题，比如睡眠质量差、身体免疫力低下、容易疲劳、消化能力弱等。

图 4.2 所示是一张对比图，明确指出了副交感神经对人体自我调节、自我保护、适应环境生存的重要性。生命就像是站在针尖上跳舞的舞者，随时可能倒向任何一方。生命注定是一个动态的过程，是适应外界环境，并做出反应的过程。动态意味着一定范围内的不稳定性，反之，稳定、坚固意味着僵化与

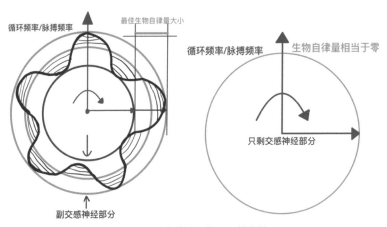

图 4.2　副交感神经的不可替代性

调节能力差。学过结构动力学的人都知道，高层建筑物为了抗风抗震，除了设置阻尼器外，还需要考虑建筑材料的柔韧性。而副交感神经的功能相当于给人体提供了一套"柔韧性抗震系统"，是人体自律调控不可或缺的一部分，对人体保持健康平衡至关重要。

当然，存在极少数的人，其副交感神经功能过度强大，而交感神经调节功能低下。精神创伤学中已知的是，过度的副交感神经反应状态常伴随着麻木、极端无助和脱离社会感。这时候就需要强化交感神经功能，使得二者最终能够达到动态平衡。

健康意味着自主神经系统处于平衡状态，面对挑战和工作时，身体有充足的能量储备；同时又能保证足够的休息和代谢修复。在平衡状态下，免疫系统会处于优化状态，这样，当身体受到内外刺激时，免疫系统可以游刃有余地应付与调节。

第三节 Metronomic 呼吸法

古往今来，人类从自然医学开始就在探索和实践不同的呼吸法，从精心冥想到瑜伽体式，从站桩练气到气功导引，各种文化倡导的身心练习都是在不同的呼吸方法中找到身体与精神的平衡。下面，我们以心率变异性（Heart Rate Variability，HRV）检测结果为依据，介绍 Metronomic 呼吸法。该呼吸法有两方面的优势：一方面，该呼吸法简单好用，没有特别的要求，随时随地都可以练习，帮助练习者随时回到当下，减轻身心压力；

另一方面，与其他呼吸法不同的是，在 HRV 检测中，我们看到该呼吸法的呼吸频率可以很好地带动心脏做相应的节律性跳动。也就是说，该呼吸法重点训练的是自主神经系统的调节功能，优化心肺的协调互助（图 4.3）。

Metronomic 呼吸法指的是呼吸的节律像一个节拍器，吸气和吐气的时间长度和节奏一样。睿博的研究团队经过 20 年以上的研究和检验，得出的结论是，最佳呼吸训练时长是 5 秒吸气、5 秒呼气，也就是 1 分钟呼吸 6 次，吸气呼气之间不停顿、不憋气。人非机器，每个人都有自己的习惯和节奏。所以，如果一开始练习，做不到绵长缓慢至 5 秒时长的呼气吸气的话，可以从每次吸气 3 秒、呼气 3 秒开始练习，通过渐进式的练习，慢慢增加每次吸气和呼气的时长。

虽然 Metronomic 呼吸法每次的训练时间至少是 5 分钟，每次练习的上限没有强行规定，可以碎片化进行。但是随着练习的日常化，我们会在练习以外的生活中，越来越多地进行有觉知、有意识的呼吸。这是一个非常好的健康习惯，可帮助我们随时感知当下，体察身体状态。

心率有节律地随着呼吸变化进行大幅度波动，是副交感神经主导的内部"刹车系统"功能优异表现。
当"刹车系统"罢工的时候，心率不再能和呼吸进行和谐振动了。

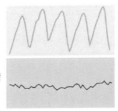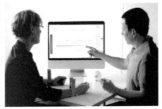

图 4.3　呼吸引导心率

大脑无法成为心脏的主人,无法指挥心脏的跳动节律,但是呼吸可以。在肺这位"心脏卫士"的引导下,心脏会随着均匀而深沉的呼吸改变原有的跳动频率。作为人体内唯一 24 小时满负荷工作的器官,心脏只能在人的吐气过程中减缓并稍作休息。任何时间和地点,练习 Metronomic 呼吸法都可以显著帮助人放松神经,锻炼副交感神经的自律功能,协助人体排除和减少生理和心理层面的压力,让应激反应、压力等造成的紊乱快速的心率转变成有节律的、相对缓慢的心脏跳动,协助人体保持整体健康,提升免疫力,消除不良情绪的干扰。

1.Metronomic 呼吸法的练习步骤

(1)选一个舒适的姿势,并保持背部挺直。你可以采用莲花坐的姿势,或者其他舒适的坐姿、睡姿等,手掌朝上。

(2)闭上眼睛,意识专注于呼吸的节奏。

(3)用鼻子深吸气,保持这个姿势,把呼吸的时间均匀地分配好,深深地、缓缓地吸气,不要太用力,不屏气,尽量坚持 5 秒的时间,直到肺部充盈气体。注意,先让你的横膈下降,肺部扩张,腹部鼓起;然后提起锁骨,使胸腔扩张。

(4)用口持续缓慢地呼气,保持 5 秒,不屏气。呼气的时候要用力,收紧腹部的肌肉来帮助气体排出。感觉到自己的锁骨下降,胸腔的气体被呼出,腹部回缩,肺脏缩小。("用力"呼气的意思是通过收缩腹部肌肉来帮助呼气,但不要用力过猛。)

(5)重复"5 秒鼻子吸气和 5 秒用口呼气"的过程。如果你做得正确,那么你的胸腔会在吸气时充分扩张,呼气时尽量缩小。坚持做 5 分钟。

2.Metronomic 呼吸法练习的频率和条件

（1）要在宁静、通风、光线较暗的空间练习，穿着舒适衣服，避免外界干扰。

（2）每天至少做 3 次练习，每次 5 ～ 10 分钟，次数和时间越多越好。

（3）最好在睡前做一次，改善睡眠质量。

3. 温馨提示

（1）不要强迫自己。如果练习让你觉得头晕或者不舒服，要立刻停下来。如果需要的话，一次练习中可以多休息几次。

（2）不要收腹。除非是练习中需要，否则你要一直保持腹部肌肉放松。如果你的腹部肌肉太紧张，肺部就无法充盈。

（3）如果患有疾病，那么在练习该呼吸法之前要先咨询医生。比如，高血压病、心脏病、呼吸困难、疝气等疾病会因过深过快的呼吸而加重。

（4）孕妇和发热患者在练习之前要先咨询医生。

第四节　动态呼吸法

呼吸法有很多种，侧重点不一样。正如世间无处不在的阴阳动态平衡法则一样，与 Metronomic 呼吸法对应的呼吸法叫做动态呼吸法，主要训练的是交感神经的灵活控制性，目的是让我们经由模拟身体应激时的反应，有意识地训练人体处理压力的水平。动态呼吸法不再遵循吸气吐气速率一致不变的原则，而是有加速、有减速。

动态呼吸法的具体的方式是：在吸气时，首先鼓起腹部，然后带动胸部扩张；吐气时先挤压腹部，然后胸部跟着收回，这样的过程可以增加每次的呼吸量。呼吸频率在开始的10～15分钟内不断加快，达到身体可以承受的最大极限的速度和呼吸量，然后再开始减速，短暂的放松休息后，再开始2～4次的循环练习，最后结合相对长的放松和冥想训练结束。当我们持续几分钟有意识的快速剧烈呼吸时，会有大脑晕眩的感觉，但这只是暂时的。我们可以通过之后的缓慢呼吸，将身体再次带回平静状态。

动态呼吸法是为了让交感神经在运动中达到其功能的极限，再突然切换到副交感神经的"制动刹车"功能调控，锻炼自主神经的自律功能。动态呼吸法的训练最好是在专业的呼吸健康引导师的带领下，在团队中进行，可以避免个人练习的不确定性和不安全感。

尔曼医生在他的著作中写道，当我们有意识地借由呼吸将身体带入压力经验时，神经系统的反应会和真实压力情况下有明显区别，因为这种压力不是由自主求生的本能恐惧所引发的。在训练中，神经会辨识出此刻没有真实的危险存在，生理机能会设置成有意识的挑战。这样，在训练应激过程中，大脑中负责恐惧的那部分情志和神经调节就不会处于激活状态。动态呼吸法可训练我们的呼吸肌肉，也让我们的大脑意识到，高强度的呼吸并不总是与危险相关联。借由这样的训练，大脑将更好地回应与处理情绪层面的负荷，日后面对真实的压力将变得更加灵活与适应。

动态呼吸法类似于运动中的间歇式训练法。在这种人为可控的压力状态下，人体会渐渐学会如何更好地承受压力，并增强抗压能力，从而可以让认知脑更多地参与并经历生理压力的过程，获得一定的掌控力。此外，在压力过后，身体机能也能更好地完成自我修复。

第五节　2-4-2 节律呼吸法

有一些专门训练副交感神经功能的呼吸法强调延长吐气的时间，比如 2-4-2 节律呼吸法，其可用于缓解压力。简单来讲，这种呼吸法是 2 个时间单元长度的吸气，4 个时间单元长度的吐气，最后 2 个时间单元停顿屏气。尔曼医生认为该呼吸法可以快速激活副交感神经的刹车功能，减弱交感神经的活跃程度，并引导整个神经系统进入安静状态。很多练习冥想的人常常会保持延长呼气时长的习惯。但目前已知的是，2-4-2 节律呼吸法会降低心率变异性的值。尔曼医生认为，这也验证了一种猜测，即当下的压力虽然通过延长吐气被减弱，让人有一种真正放松的感觉，但是，副交感神经没有得到持续的强化训练，因为在该过程中没有达成心率的协调共振，也就是呼吸与心率的同步节律性没有实现。副交感神经的刹车功能虽然得到快速的启动，但是没有被训练，身体获得的放松效果也是暂时的。

若需进一步接受呼吸法治疗，可扫描二维码咨询、预约呼吸法门诊（呼吸康复许纲教授团队）。

第五章

呼吸监测

05

第一节 你的呼吸健康吗

大都市给人的第一印象除了繁荣，还有难以掩盖的竞争与压力。运动可以让身处重压之下的年轻人释放无处安放的焦虑。然而事与愿违，让我们没有再次迈开腿运动的原因，或许不是我们忘了初衷，而是运动过后机体对于疲倦的厌恶。当机体感觉快要窒息，大口喘息的时候，我们的身体是真的缺氧吗？让我们来进行一场体内氧气水平的测试吧！

体内氧气水平测试（Body Odygen Level Test，BOLT）可用来测试身体对二氧化碳的耐受度，也就是要衡量身体可承受的一次性屏息时长。BOLT 与其他屏息测试不同，它测试的是从屏息开始，到第一个明确的呼吸冲动出现的时间间隔。简单来讲，BOLT 值越低即时间越短，所需呼吸量越多，表明处在换气过度的状态时，特别是运动时气喘更激烈（图 5.1）。屏息时长正常值在 30 秒左右；若小于等于 20 秒，则提示心肺功能不全。

1. 测量的步骤

（1）用鼻子做一次正常吸气和呼气。

（2）呼气后，捏住鼻子，防止空气进入肺部，开始完全屏息。

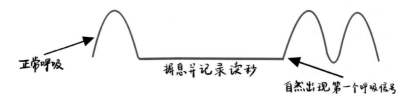

正常呼吸　　　　屏息并记录读秒　　　　自然出现第一个呼吸信号

图 5.1　BOLT 测试示意

（3）测量从屏息的时刻开始到第一个呼吸冲动出现的时长，呼吸冲动反应包括想吞口水、气管收缩等信号，有时也表现为腹部或喉咙的自动收缩。（注意：BOLT 不是测试你能屏息多久，而是测量身体对空气缺乏产生反应所需要的时间。）

（4）放开鼻子，停止计时，用鼻子接着呼吸。屏息后的首次吸气应较为平稳。

（5）回到正常呼吸。

2. 测量的注意事项

（1）平静地呼气后再屏息。

（2）测量以呼吸冲动出现为信号，不是测量能屏住呼吸的最长时间。

（3）当有"要呼吸"的欲望时再放开鼻子。

（4）BOLT 是屏息后最初出现呼吸冲动反应的时间，如果重新开始呼吸时需要做深呼吸或者出现呼吸频率加快，就说明屏息的时间太长了。

3. 耐受训练

那我们如何提高身体对二氧化碳的耐受程度呢？始终用鼻子呼吸，避免叹气或深呼吸，然后进行耐受训练。

（1）用鼻子轻轻地吸气，再用鼻子轻轻地呼气。

（2）用手指捏住鼻子，屏息。

（3）屏息状态下，开始行走并默记步数。当对空气产生中等到强烈程度的渴求，但不超过承受范围时，停止行走，牢记此次行走的步数。

（4）重新开始呼吸时也要用鼻子，并尽快恢复到正常的呼吸状态。

重新开始呼吸后，第一次呼吸可能会比平常幅度大，但第二次、第三次呼吸要加以控制，尽可能快速恢复到正常呼吸。如果呼吸比平时重且不平稳，说明屏息时间太长。1～2分钟后，重复上述耐受练习。为了增加屏息时间，请做好耐受训练的四个步骤，再逐渐增加行走步数。每天重复训练6次。每周增加10步是最理想的训练节奏。

第二节 心率变异性的应用

一、自主神经系统与心脑系统轴

自主神经系统是心脑的交流站。法国知名精神病临床教授大卫·赛尔旺-施莱伯（David Servan-Schreiber）在多年的临床研究中，发现了心率的变化与自主神经系统调节的直接关联性。赛尔旺-施莱伯在畅销书《自愈的本能》中写道：人的大脑由两部分组成。大脑中一部分负责潜意识和逻辑思考（即新大脑皮层），被称为认知脑。另一部分为特殊部分，称为大脑边缘系统，是我们情绪的起源，也被称作情感脑。从进化的角度来看，大脑边缘系统比新大脑皮层历史更久远；从结构上来说，人类和其他哺乳类动物都拥有这部分的情感脑。其深处是杏仁体，由一组可产生恐惧情绪反应的神经元构成。情感脑处理信息的方式比认知脑原始得多，但更迅捷，从而确保我们的生命安全。大脑边缘系统是一个不断接受身体各部分发来信息的指挥站，我们的呼吸、心率、血压、食欲、睡眠、性欲、内分泌系统、免疫系统都听从大脑边缘系统的指挥，实现生理机能的协调稳定运作。

新大脑皮层即我们的潜意识，其对大脑边缘系统的影响是有限的。比如，我们很难像控制身体动作那样直接控制情绪，这就是为什么我们很容易用手去完成大脑的指令，却很难通过简单的思考来缓解恐惧时的紧张情绪。

另外，大脑边缘系统不受潜意识的影响，而直接控制新大脑皮层。例如，人的大脑边缘系统中存储了与蜘蛛有关的消极情绪，那么看到蜘蛛就能引起恐慌的逃避反应，即使被告知无任何危险存在也无济于事，恐惧仍然存在。

一个在疾病发展中起决定作用的因素是我们身体的生理基础部分（血压、免疫系统、消化、激素等）并非由新大脑皮层控制，而是由大脑边缘系统控制。这意味着控制我们情绪的这部分大脑也控制着最基本的身体机能，而潜意识对此无任何影响。

这就是为什么长期过度劳累（长期压力过大）和精神疾病（如抑郁症）都能引发生理疾病。长期压力过大会妨碍边缘系统对重要身体功能的控制和调节。例如，血压会升高，许多压力相关激素（和肾上腺皮质素）会过度释放。情绪和身体功能的联系密不可分。

不得不提一下大脑的耗能特征。大脑不仅有调节身体的大部分功能，而且能调节情绪和集中注意力。这些高度复杂的过程，使得大脑需要大量的能量供给。大脑的重量仅占体重的 2%～3%，但是所耗能量是人体能量的 20%以上。当人体处于压力状态时，大脑对能耗的需求就更高！所以，压力让身体高度消耗能量，随后，身体能量不够，大脑就会被迫关闭一些高级功能，以保证其低级的生存功能正常运行。

耶鲁大学的帕特里夏·高曼 - 拉奇克（Patricia Goldman-Rakic）教授通过实验证明了情感脑能让前额叶皮质停止工作。在压力之下，前额叶皮质丧失了做出反应和控制行为的能力。取而代之的是条件反射和身体的本能反应。

如果过度压抑情绪，即使脑部完好无损，也会有严重的健康问题。无路可走的情感痛苦会通过身体表现出来，典型的症状有倦怠、高血压、易感冒、感染、心脏疾病、肠道问题及皮肤问题等。

自主神经系统对压力的反应很敏感。长期压力过大人群的交感神经活跃度明显提高，交感神经和调节放松的副交感神经的功能失调也就越来越严重。

心脑之间是怎样的一种关系呢？如何知道心脏是健康的呢？

组成心脏的半自主神经网络与大脑紧密相连，一起组成了真正的"心脑系统"。交感神经和副交感神经交汇在窦房结上，以电信号方式给心脏发出跳动快慢的命令。正常来讲，人的每两次心跳之间的间隔是不一样的，有时候心跳快一点，有时候慢一点，变化范围在 1/1000 秒内。

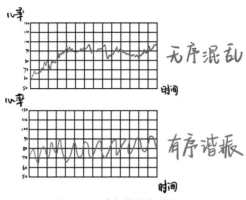

图 5.2　心率与情绪的对照

　　正常心率存在的持续变异性正好体现了情感脑与心脏的联系（图 5.2）。图 5.2 中，无序混乱的心率对应人的生气情绪，相应地，呼吸也会短促且急速；而在我们感到幸福、感恩、喜欢、欣赏的时候，心率则有序谐振，此时呼吸也非常有力、深入，与心率配合默契。大卫·赛尔旺 - 施莱伯经过 10 年以上的临床验证，告诉我们，这是两种典型的心跳节奏变化模式：无序与协调。如果我们的心率变异性低，心跳模式将混乱不堪；当心率变异性高时，心脏可以训练有素地加速和减速，像 F1 赛车手那样从容地驾驭身体。放松时，生理体验与心理状态是和谐一体的（图 5.3）。

　　人类的祖先早就会使用实用的呼吸法，如气功、太极、瑜伽，或特定的舞蹈与音乐等，来疗愈身体或预防疾病。

　　距离人类第一次进入太空的壮举（1961 年 4 月 12 日）已有六十余年。从 20 世纪 60 年代起，苏联载人宇航医学的科学

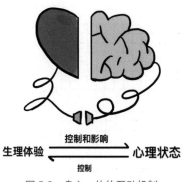

生理体验 ⟷ 心理状态
控制和影响
控制

图 5.3　身心一体的互动机制

家们就开始研究太空中人体的各项健康指标，比如心脏在脱离地球磁场与生物圈的环境下会如何运作等。百叶夫斯基教授通过对心电图的深入详细研究，将测量时间精确至毫秒，对测量的数据进行数学光谱分析，从而了解到单靠常规心电图检测无法获知的自主神经系统的功能现状，并得出人体系统的体内平衡的评估。今天，这种方法被称为心率变异性分析。

在研究过程中他们还发现，呼吸可以调控人体的自主神经系统，即有意识地调节呼吸的节律和强度，可以影响自主神经的调节功能，并影响心脏的跳动，起到化解压力、增进生理机能的抗压作用。

有意识地调节呼吸，是人类唯一可以参与调整自主神经系统功能的渠道。在传统中医中，也有类似的养生手段。过去，了解心脏的传统方式是医生的诊脉，但是手指的触觉非常有限。当今，随着技术的发展，最新的检测手段可以将 1 秒拆分成 1000 毫秒，在更精确的时间尺度里，发现心脏跳动中的具体细节，也更直观地帮助我们了解有意识的呼吸是如何积极地影响心脏运动的。从西医角度，可以通过心率变异性来帮助我们认识自主神经系统与心肺之间的关系。

二、什么是心率变异性

心率变异性（Heart Rate Variability，HRV）是指逐次心跳周期差异的变化情况，或指心跳快慢随时间变化而不断波动，这是自主神经系统（Autonomic Nervous ystem，ANS）在每个心动周期内对心率调控的结果。自主神经系统通过交感和副交感神经两大分支，调节和维持所有重要的生理过程。

时间生物学(chronobiology; 希腊语中, chronos 指时间)清楚地表明，自然界中的所有过程都在定义的时间间隔内发生。时间生物学研究的是生物体内生理和行为的时间机制。人被视为一种"时间的现象"。

人的节奏变化表现在心跳差异上。它受内部时钟、呼吸、情绪和外部影响的控制，即心脏对人在外部、内部感觉到的一切直接作出反应。在健康的人群中，作为一种精密度胜过任何"高科技仪器"的器官，心脏会不断地对这些外部和内部信号作出反应，并在心跳过程中进行微调（变化）。在体育锻炼或压力下，心率会增加；而在休息或睡觉时，心率会下降。心率变异性描述了心脏面对环境的适应力。心脏的适应力越强，身体的状态就越好，效率就越高。因此，心率变异性高，代表人的精神愉悦，身体健康而富有活力。

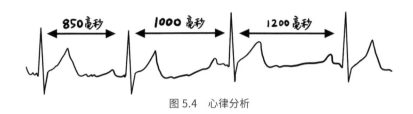

图 5.4　心律分析

注意，心率变异性不是一些患者经历的心律失常等心脏功能病症。心律失常是指心跳节律异常，是心脏功能病态的表现。我们平时所说的心动过速是指突然的、剧烈的、持续数分钟的心脏不规则加速跳动，是心脏不受副交感神经控制的、反常的跳动症状。心率变异性和心律失常是两码事，二者的区别是，心律失常无法通过缓慢的呼吸训练得到改善。心律分析见图5.4。

心率变异性所表现出的两次连续心跳之间的间隔从不相同，这是自主神经调节处于平衡状态的反映，是心脏健康、人体生理系统运行正常的标志。当心脏像节拍器一样规律地跳动，没有变化时，反而是身体出现危险的预警。德国杜塞尔多夫的心内科医生迪特里希·鲍姆盖特（Dietrich Baumgart）说，很多人以为，健康的心脏意味着节律一致的心跳。但事实上，健康人在安静放松的时候，特别是在缓慢深呼吸的配合下，每次心跳是不一样的。很多时候，这种细微差别不能完全被人感知，需要通过专门的仪器来测定和分析。因此，借助 HRV 检测，人们可以直观地看到更多心脏健康与自主神经系统调节之间的关联性。

心率变异性和心电图的区别是什么呢？

心率变异性检测以心电图技术为基础，数据收集方式和心电图一致。但在评估层面，比心电图多了许多新的参数和指标，且增加了动态的维度。借助心电图技术，人们可以看到受测者过往已发生的心脏疾病或当下正在发作的心脏问题；借助心率变异性检测，医生或健康管理师可以预测受测者在未来可见的时间内存在的健康风险，以便提供预防的建议并采取措施，指导受测者通过自身的非药物练习，改善健康状况。

在民众层面，关于心率变异性的认知传播得比较慢。哈佛医学院的阿里 L.·戈德伯格（Ary L. Goldberger）在 2002 年的一次医学峰会上展示了四种不同心率的走势，并让听众判断哪种心率是最健康的。当时大多数的听众，包括心内科医生都选择了规则无变化的心率，但事实上，这些心率对应的是有严重心脏问题的患者。使用心脏起搏器的患者，生活范围比较受限制，就是因为心脏无法随着运动强度的不同而正常变化。

心率变异性检测技术在美国、德国、法国等医学界得到了越来越多的使用、科研验证与认可。2000 年，全世界只有约900 项相关的科学研究，如今，这一数字已经超过了 50 000 项，慢慢改变了人们对心率好坏的错误观念。

心率变异性和年龄有关。出生时，我们的心率变异性的值最佳。有医学研究表明，随着生理年龄的增长，心率变异性从30 岁起开始逐渐变差。随之而来的变化是，我们的生理机能越来越不灵活，越来越难以适应周遭环境的变化和自身心理环境的变化。我们多少都有这样的经验，20 多岁的时候熬夜几天都

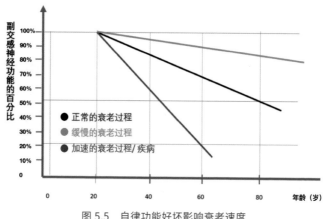

图 5.5   自律功能好坏影响衰老速度

没有关系，但是超过了一定年龄后，几天的睡眠和休息都无法缓解熬夜的伤害。老年人即使是健康和放松的，其心率变异性也无法像一个 20 岁的人一样好。心率变异性的下降与一系列压力和中老年人群的健康问题有关。心脏、大脑和呼吸三者的协同功能，决定了我们能量自律调节能力，自律功能好坏影响衰老速度（图 5.5）。

最有效简单的训练方法就是呼吸练习，本书中提到的Metronomic 呼吸法的主要侧重点就是训练副交感神经的"刹车功能"，减缓人体的衰老过程。

心率变异性的好坏在后天生命过程中主要受到疾病、生活方式和外界环境因素的影响（图 5.6）。每一种形式的压力都会严重影响自主神经系统的功能。压力持续的时间越长，心率变异性越差。此外，肥胖可导致 HRV 检测值偏低，使得身体的工作效率降低，自主神经系统对压力的反应变得越来越弱，身体

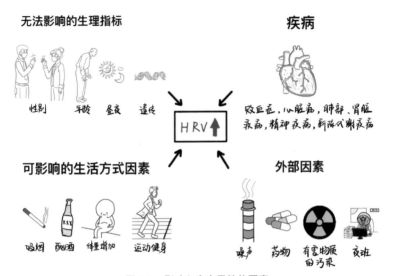

无法影响的生理指标

性别　　年龄　　昼夜　　遗传

疾病

败血症、心脏病、肺部、肾脏疾病，精神疾病，新陈代谢疾病

可影响的生活方式因素

吸烟　酗酒　体重增加　运动健身

外部因素

噪声　药物　有害物质　夜班
　　　　　　 及污染

图 5.6　影响心率变异性的因素

器官和新陈代谢系统的功能也会受到限制。

其次，酒精和尼古丁也会严重影响心率变异性。吸烟者的交感神经及副交感神经的活跃度明显低于平均值。化学药物，尤其是合成药物，也会限制并影响心率变异性。

副交感神经功能已成为身体的早期预警信号。心率变异性值变小很可能是由糖尿病等引起的神经调节受损造成的。身体疾病和心理疾病也会在心率变异性上有明显显示（图 5.7）。

当人的体力和脑力不断消耗，而休息的时间越来越少时，心率变异性值就会越来越低。通过检测，可以明显看到身体压力调节的能力欠缺。心率变异性检测能够体现身体是如何对负荷作出反应的，以及身体尚存多少能量储备可用来调节自我平衡。

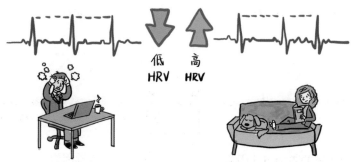

图 5.7 不良生活场景也会反映在 HRV 上

三、心率和呼吸的协同作用

心脏的跳动快慢受到植物神经的调控。我们没有办法用大脑的意识去影响心跳的快慢，但是，我们可以通过有意识的呼吸来及时改变心跳的状态。呼吸急促时，心跳跟着加快；呼吸缓慢时，心跳跟着减慢。在一次呼吸周期之内，心率也有对应的变化。具体来讲，在吸气时，单次心跳之间的时间间隔变短，也就是说，心率增加；在吐气时，单次心跳之间的时间间隔变长，心率减慢（图 5.8）。

心脏是所有脏腑器官中，负担最重、责任最大的"君主"，即使在人睡觉的时候，心脏也在一刻不停地跳动。

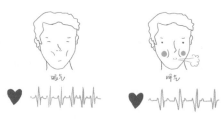

图 5.8 呼吸与心率

来自美国的一项研究表明，如果每天进行 30 分钟有意识的呼吸练习，持续 4 周后，参与测试人员体内的内源性激素 DHEA（被认为是青春激素）增加了 1 倍。

医学研究表明，良好的心跳节律源于强有力的心脑功能。医学界已确认心脑间的良性互动和自主神经调控对生命健康有重要意义。

心脏病发作后的幸存者按照不同的心脑功能状态被分成三组。以当前的心脏节律强度为依据，心脑功能强的一组患者几乎都性命无忧；而心脑功能严重受限的一组患者在发生心肌梗死后 4 年内的死亡率接近 40%（图 5.9）。

临床研究表明，高寿之人通常都有高于平均水平的心脑功能。从根本上说，人体的副交感神经和交感神经的功能状态在很大

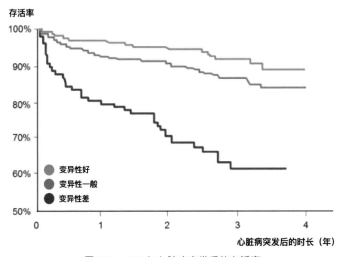

图 5.9　HRV 与心脏病突发后的存活率

程度上决定了人的整体健康状况和生命品质。

类似于无线电或互联网的数据传输，交感神经内的信息流可以借助现代科技被"收听"到，并被转译成有用的信息。

一些研究已初步表明，心率协调与否直接影响大脑的功能。心率混乱会干扰大脑的同步性运转，而心率协调会促进心脑的合作，使大脑更高效地工作。心率协调训练可以帮助人体消除从物理、情感和社交层面累积的压力。

医学界有过这样的实验：让受测者专注于感恩和爱的感受，结果发现，受测者的心跳和呼吸形成了和谐的节律。而当受测者开始有负面感受时，如压力、生气或恐惧等，这种平衡会立即被打破。

目前，从技术上看，心率变异性监测常见的是通过测量人的脉搏、胸部导联、标准心电图来完成数据收集。为了有足够的心跳次数以计算出有说服力的结果，最短的监测需要 5 分钟。一般的监测前提是受测者处于放松、静息的状态。同一时间段的监测次数越多，监测结果准确度越高。如果受测者在此期间连续地进行呼吸训练，也可在监测结果上看到心率变异性值被优化的表现。为了了解受测者一天里不同时间段的心率状态，也可做 24 小时心率记录分析。

心率变异性不像血压或呼吸频率那样测量数据单一，它是由不同维度的现象、不同的观察角度来呈现和理解的动态过程，并因此有不同的计算方法。

按照受众的不同，心率变异性分为不同的参数，一般针对普通非医生类的用户，主要包括五个参数：平均心率（Mean Heart Rate）、灵活性、SD1、SD2、压力（应激）指数。

静息状态下的平均心率也称为基调。心跳越快，对应的压力和心血管疾病风险也越大。成人最佳心率是每分钟 60 次左右，不受年龄影响。心率影响和决定着人的寿命（图 5.10）。举例来说，如果人的心率常年大于 90 次 / 分钟，他的死亡风险比心率健康的人高 3 倍。

灵活性是指测得的最高心率与最低心率的差值。在生理范围内，保持相对较大的灵活性代表心血管系统有良好的适应性。灵活性的最佳值为所测得的平均心率值的 ±15% 之内。灵活性的值过大或过小，都预示着心血管疾病的风险增大。影响灵活性的一个决定性因素是呼吸频率。图 5.11（a）表示较差的心

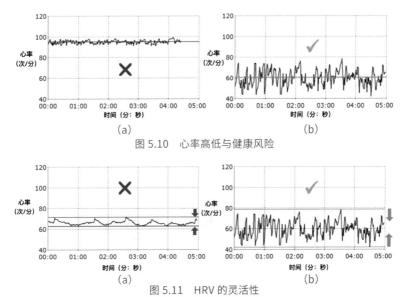

图 5.10　心率高低与健康风险

图 5.11　HRV 的灵活性

率灵活性，5 分钟内的心率几乎没有大的变化；图 5.11（b）为较好的心率灵活性，5 分钟内的心率变化幅度较大。

SD1 和 SD2 都是描述自主神经系统调节功能强弱的参数。SD1 是心率短期变化的量度，主要对应副交感神经的调节能力，代表身体系统在休息、放松和平衡时的动态特征，即身体自我调节、放松修复的能力。安静放松状态下，心率的快速变化意味着心脏具有性能优良的"内部刹车"功能和快速处理信息的能力，是一种具有优良适应力的表现。SD2 是衡量心率长期可变性的指标，主要对应交感神经的应激、应变、抗压能力，即身体系统在做功、紧张、应变时的动态特征。

压力（应激）指数是关于人体能量损耗的一个综合评估值，自主神经系统和呼吸等功能对其影响巨大，甚至与心理反应也有关联。如图 5.12 所示，压力指数越高，红色越明显，说明身体当前的能量储备越低。例如，处于图中柱条红色区域的人

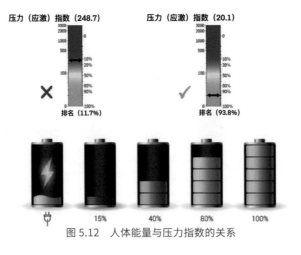

图 5.12　人体能量与压力指数的关系

能量储备过低，当需要应付冲突或做运动时，会表现为情绪失控或者力不从心。但是通过 5 分钟的呼吸训练，该参数降到柱条绿色区域后，人的能量增加，情绪很容易平复，体内平衡也得到提升和改善。这些改变都是可测量的。

　　但是，如果心率变异性的调节能力受限是由于器质性原因

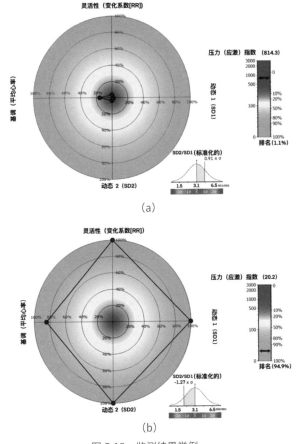

图 5.13　监测结果举例

或其他疾病，比如长期的糖尿病并发症，那么，即使没有压力负荷存在，受测者的压力（应激）指数仍会较高，且呼吸对其的影响作用也非常有限。

一般的监测结果用颜色标识，方便直观地了解。根据通识经验，红色代表糟糕，绿色代表健康优质，黄色代表介于二者之间。因为人是生命体，有自己的弹性和动态自律变化度，所以，三种颜色之间是一种渐变的过程，而不是一刀切的明显界限。图 5.13（a）代表极度糟糕的监测结果，（b）图代表多项指标都极佳的监测结果。

实际监测当中，我们发现通过 Metronomic 呼吸法的训练，很多受测者的监测结果都有明显改善。

第三节　实践案例

图 5.14 记录的是受测者在 5 分钟静息状态下，第一次检测的心率走势。横轴表示时间，竖轴表示心率值。从图中可以看出，

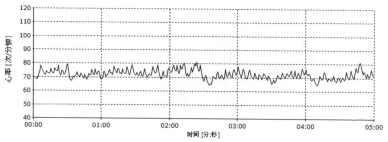

注：受测者年龄 50 岁；性别女

图 5.14　静息状态的 5 分钟心率和呼吸节律

受测者心率在 70 次 / 分钟上下波动。每一次升起和下降的曲线代表一次呼吸。我们看到受测者的呼吸节律又快又浅，每分钟呼吸次数超过 15 次。该图中，关键看竖轴心率曲线的上下幅度。幅度越大，心率变化率越大，说明呼吸过程中，心脏能量调节的功能越强大。此处受测者的心率变化值为 65 ～ 76 次 / 分钟，变化率约为 7%，比标准值的 15% 差了一半。

图 5.15 记录的是同一个受测者在 5 分钟静息状态下，在 Metronomic 呼吸法训练提示音的引导下进行的第二次检测。平均心率依旧保持为约 70 次 / 分钟，但是心率变化的幅度增加很多，变化率约为 14%，每分钟的呼吸次数约 7 次，较之前大大减少。比较两次的不同走势，可以看出，短短 5 分钟内，单单只是改变了呼吸方式，受测者的心脏能量调控能力就增加了 1 倍。如果将这种简单方便的呼吸方法内化在我们的意识中，随时随地练习的话，我们就能为自己的健康尽一份力。

图 5.14 和图 5.15 中两次心率变异性结果的对比见图 5.16。第一次监测为正常状态（图中灰色虚线部分），第二次为

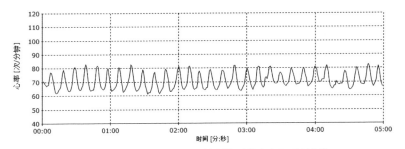

图 5.15　Metronomic 呼吸法训练时的心率和呼吸节律

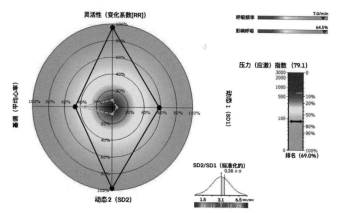

图 5.16　两次心率变异性结果的比对

Metronomic 呼吸法训练时的监测（图中的深蓝色实线）。我们看到，受测者通过深呼吸，虽然前后两次的平均心率都差不多，但是其心率品质完全不同。练习 Metronomic 呼吸法时，心脏给出积极的反馈，随着呼吸频率进行有节律的跳动。在此过程中，身体的自主神经系统得到锻炼，氧气的摄入量增加，压力得到有效释放，各个参数都有优化。受测者本人也反馈，自己练习完毕后，觉得很舒服、很放松。

1. 定期监测心率变异性的意义

心率变异性监测可帮助我们识别和预测健康风险、心理和生理的超负荷程度，并对生活方式的改变进行反馈和肯定性分析。

（1）有效降低压力引起的身心疾病。

（2）有效补给身体能量，提升抗压能力。

（3）提前预测心脏病发作和脑卒中的风险。

（4）提醒过度疲劳性工作及压力对器官造成损害的危险。

（5）帮助有意识训练以提高注意力、工作效率和生活的幸福指数。

（6）有效降低体内炎症。

（7）大大减少患心肌梗死、脑卒中、癌症、糖尿病、精神疾病、性欲降低等多种疾病的风险。

现代人普遍存在用脑过度的现象。当体力和脑力的要求不断持续，而休息调整的时间越来越少时，就会反映在越来越低的心率变异性值上。通过监测，可以明显看到身体压力调节的能力欠缺。心率变异性监测能够反映出身体是如何对负荷做出反应的，身体尚有多少能力或能量储备来自我平衡调节。

2. 案例说明

图 5.17 是两个心率变异性监测报告图，分别对应的是两名受测者的不同监测结果。每个受测者都进行了两次监测，分别为正常呼吸时和 Metronomic 呼吸法训练时的监测。图 5.17（a）中，监测结果中的 3 个参数（灵活性、SD1 和 SD2）位于红色警报区域，这意味着身体自律功能非常受限，受测者的身体机能处于疲惫和压力累积中；而第二次监测的结果参数都处在黄绿区域，代表较好的自主神经调节功能。这样的巨大反差说明受测者糟糕的初始状态是暂时的，不是持久性的。其压力主要集中在无形的情绪和意识层面，尚未发展到身体机能功能的损坏。如果能有意识地进行 Metronomic 呼吸法训练，可以有效而快速地调节改善体内平衡，提升整体的抗压能力和身体健康。

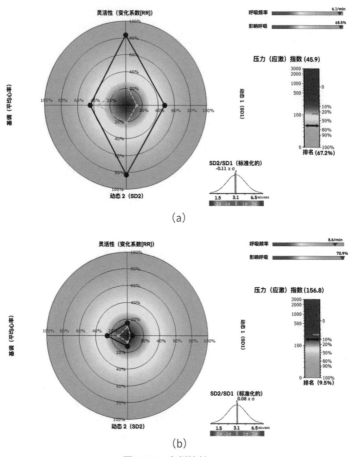

图 5.17　案例比较

　　相比之下，图 5.17（b）中受测者的两次监测结果的曲线结构相似，3 个参数的两次监测结果几乎重叠，无明显变化，且都在贴近圆心的高压报警区域，代表其糟糕的初始状态是常态，已经有很长时间的积累，而且已经造成自主神经的功能性损坏。这样的情况下，再强调呼吸法训练的作用，都无法短时间内改善受测人的自主神经调节功能和各种亚健康状况。导致这种情况的原因一般有多种，例如，做过手术或长期服用药物，或者有心脏类疾病的患者。这种患者需要去医院进一步排查，明确疾病。

在临床监测中，我们总是发现，受测者对自身健康情况的估计与其实际的监测结果大相径庭。通常，监测评估报告可以作为和受测者沟通的工具，来帮助受测者了解自己真实的情况。根据数据和分析，也能解读出受测者的心理状态。如果长期压力过重，再加上身心疾患，就会使交感神经和副交感神经的相互作用越来越弱，甚至趋近瘫痪。

单次检测对临床医学（如心脏内科或运动医疗）的意义不大。多次检测的累计综合结果更具有临床指导意义。

每个人对待压力的反应不一样，要区分看待。除了外在环境和身体内部生理原因外，当事人的过往经历以及所置身的社会环境也是造成心理压力的主要原因之一。长期的压力会加快我们的呼吸速度，因此，在被要求放慢呼吸时，心理疾病患者通常会遇到困难。压力和快速的呼吸节奏会降低心率变异性，并导致身体的适应能力受限。

竞技体育运动员是"放松界"的大师。他们不仅能让身体在短时间内达到极高的负荷与强度，更能够在极端情况下迅速恢复体力，这表明运动员的副交感神经调节具有相当高的水准。常年进行静心冥想训练的人士也具有类似的调节能力。

放松是重新获得能量的方式之一，每个人都可以做到。没有人能将生活中的压力完全排除在外。但是人人可以学习如何放松。每个人的放松方式不同，关键是让自己获得喜悦的感受。只有在心理层面也放松的情况下，人才能真正地放松。

除此之外，还可以配合一些植物类草药及顺势疗法、精油、花精疗法等，在获得内在平静、安宁的过程中，驾驭并释放压力。

有研究证明，一般的体育运动，特别是持续性、持久性的运动也可以加强自主神经系统的适应调节能力。

若需进一步接受呼吸法治疗，可扫描二维码咨询、预约呼吸法门诊（呼吸康复许纲教授团队）。

第六章

呼吸疗法的
多场景运用

06

　　呼吸之所以是能量转换的基础，是因为其依托的是机体的线粒体。线粒体的呼吸包括有氧呼吸和无氧呼吸两种，有氧代谢能量转换效率约为 40%，大约比无氧代谢（每摩尔葡萄糖大约生成 2 摩尔 ATP）的效率要高 19 倍。有氧呼吸是高等动、植物进行呼吸作用的主要形式，对于机体的运动、产热、消化、思考、免疫等重大耗能过程十分重要。

　　呼吸疗法能够尽可能改善机体的缺氧，赋予线粒体以充足的氧气进行有氧呼吸，保证线粒体的最大化产能收益；同时，可减少无氧呼吸所产生的乳酸等物质影响机体内环境，从而为机体提供更加有益的内环境，减少内环境紊乱所致的各种疾病发生。

第一节　好呼吸，助睡眠

　　呼吸是人类与生俱来的本能，睡眠是人体最基本的生理需求。关于失眠的研究表明，昼夜节律是控制睡眠的最高指令。而昼夜节律的真正主导者就是视交叉上核 (SCN) 和松果体。

　　当机体缺氧时，线粒体的高效有氧呼吸会被切换到无氧呼吸，产能下降，并且产生乳酸，视交叉上核和松果体作为最敏感的结构之一，其线粒体首当其冲受到影响，从而直接影响睡眠。

　　呼吸疗法可以一定程度地改善缺氧，恢复视交叉上核和松果体线粒体的产能，从而恢复机体节律，改善失眠，提升睡眠质量。

每当夜晚来临时，副交感神经支配机体的心率减慢，呼吸变得平稳，调动血液涌入胃肠道系统进行消化吸收，使机体进入休眠状态。如果此时呼吸不畅、机体缺氧，大脑会迅速感应到这一信号，使机体作出应答，我们会辗转反侧，夜不能寐。呼吸状态影响着睡眠的质量，良好的呼吸是拥有高质量睡眠的基础。医学研究表明，专门的呼吸训练可以减缓病症，提高睡眠质量。

美国哈佛大学医学博士安德鲁·韦尔发明了一种新的方法——4-7-8呼吸法，又称"神经系统天然的镇静剂"，可以让人在60秒内进入睡眠，并且不使用任何药物。4-7-8呼吸法（图6.1）通过深深的吸气、吐气让更多的氧气进入肺部，并在里面流动，使交感神经放松，有助于减轻压力，让人真正地平静下来，并放松身体。

除了4-7-8呼吸法外，腹式呼吸是最符合人体自然身体机能的呼吸方式，腹式呼吸缓慢、细长，可以安定交感神经，使身心放松，刺激大脑产生α波，从而达到助眠的效果。中医学理论认为，腹居人体中部，是许多重要经脉循行汇聚之所。腹式呼吸时，随着腹肌的起伏，气血的运行更通畅，使人体处于松静自如的最佳状态，也是经气运行的最佳状态，十分有益于放松身心，从而助眠。古人认为，腹式呼吸能够"呼吸到脐，寿与天齐"。

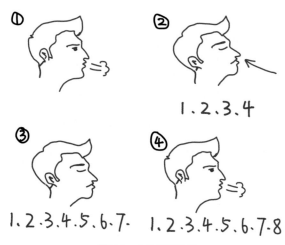

图 6.1　4-7-8 呼吸法

一、操作步骤

1.4-7-8 呼吸法

（1）用口大呼气。

（2）闭口，用鼻子吸气，在心中数 4 个数（1、2、3、4）。

（3）停止吸气，屏住呼吸，在心中数 7 个数（1、2、3、4、5、6、7）。

（4）用口大呼气，同时心中数 8 个数（1、2、3、4、5、6、7、8）。

将上述呼吸动作完整重复 3 次。须注意，进行呼气、屏气的过程中不要过于专注数字，否则将会适得其反，使意识更加清醒，难以入眠，并且呼气过程中要轻柔，不能过度吸气、呼气、屏气，应量力而行。韦尔医生建议每天练习 2 次，6 ～ 8 周后就能熟练掌握，从而实现 60 秒入眠。

2.腹式呼吸

（1）平躺于床，尽可能的吐气 5 秒，用鼻子缓慢吸气 5 秒。

（2）呼吸要适可而止，可以将手放于腹部，感受腹部的起伏，同时保证胸腔起伏尽量小。

道家主张吐纳的养生术，认为正确呼吸应如同五岁孩童的睡眠——缓慢、绵长、均匀，且为腹式呼吸，这样可以使我们的机体充分进行气体交换，吸入充分的氧气，清除体内二氧化碳，道家把这种呼吸循环称为"真息"，可修身养性，吐故纳新。睡前进行腹式呼吸，肚子慢慢鼓起，再慢慢放松，更易进入梦乡。

二、呼吸训练

对于容易失眠的人，可以通过以下技巧进行呼吸训练来帮助睡眠。

1.专注呼吸

如果我们能将思想专注在呼吸上，就可以减少杂念。内心清净，身心放松，就更容易入睡。数呼吸可以提高我们对呼吸的专注力。其方法很多，常用的有连续数呼吸法和 1～10 数呼吸法。连续数呼吸是从 1 一直往下数，一吸一呼数一下，如果中间忘记了刚才数的数，则重新从 1 开始数，连续数呼吸更多的是锻炼专注力。1～10 数呼吸是从 1 数到 10，然后再回到 1 重新开始，如此反复。一吸一呼数一下，吸气时数数，可以让人获得能量；呼气时数数，可让人放松、促进入睡。

2. 深呼吸

吸气时，吸得越深越好，最好能"气沉丹田"，有利于促进睡眠。按照中医的理论，很多失眠是因为"心肾不交"所致。深呼吸可以帮助自主神经系统平稳，有助心火上炎，肾水下济，达到"心肾相交"（图 6.2）。

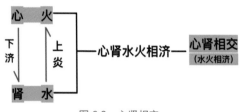

图 6.2　心肾相交

3. 调整呼吸频率

呼吸频率和神经兴奋性密切相关。交感神经系统让人兴奋、紧张；副交感神经让人放松、平静。呼吸频率快，可以激活交感神经，让人兴奋、紧张；呼吸频率慢，可以激活副交感神经，让人放松、平静，容易进入睡眠。我们可以通过"止息"，降低呼吸频率。所谓止息，是指在吸气结束时，屏息一会儿再呼气；呼气后，屏息一会儿，再吸气。练习止息要循序渐进，可以尝试着从止息 3 ～ 5 秒开始练习，逐渐增加止息时间。增加止息时长，呼吸频率自然会降低。成人安静时，呼吸频率是 16 ～ 20 次 / 分钟，而乌龟的呼吸频率是 2 ～ 8 次 / 分钟。通过止息练习，使呼吸频率趋近于乌龟，也就是"龟息"，可使人身心放松，还能更好地进入安静状态。

第二节　呼吸与亚健康管理

一、呼吸减肥原理

肥胖的发生和氧化应激密切相关，其中线粒体功能改变起决定作用。正常情况下，活性氧（ROS）是线粒体呼吸链副产品，高碳水化合物或高脂饮食情况下，过多的葡萄糖或脂肪酸生成丙酮酸、乙酰辅酶 A(CoA) 等代谢产物，代谢产物进入线粒体氧化，使线粒体呼吸链活性增强，单电子转移增多，ROS 产生增加，过多的 ROS 又进一步使线粒体功能减退，促进线粒体的无氧呼吸，使机体内环境酸化，抗氧化应激系统酶表达相应减少、活性降低，氧自由基清除能力降低，如此恶性循环。因此，若想高效减肥，拯救线粒体的功能意义十分明确，简单有效的呼吸疗法可以帮助减肥更快实现。

反复进行腹式呼吸，可以使身体血液循环及含氧量增加，加速燃烧体内脂肪，同时，横膈与腹部肌肉的强力挤压运动促进胃肠蠕动。机体燃烧脂肪时，氧气参与分解，脂肪会分解成能量、二氧化碳和水（图 6.3）。

中医认为，胖人多阳虚，主要是脾阳虚。因脾主运化，"运"是指将"水谷精微"物质向五脏六腑、四肢百骸输送，"化"是指"水谷精微"化生为气血津液，也就是化为营养物质的代谢来完成人体的功能。运和化出现问题，结果就是产生堆积，只是部位不同而已。脾胃被喻为"生命车轮的中轴"，呵护好脾胃是减肥的核心工作。但脾属娇脏，一切阴寒和过耗的生活方

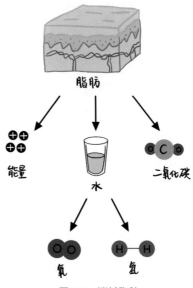

图 6.3　消耗脂肪

式都会伤脾。比如，湿气最易困脾，所以生活中我们要拒绝饮料、啤酒、咖啡等，大腹便便就是因湿而成；寒凉伤脾，寒凝则气滞，因此要拒绝任何冷饮和寒性的水果；此外，忧思、暴饮暴食、过度节食、过量运动造成气血过耗等都会伤脾；长期不运动会造成脾胃虚弱、气血亏虚，降低脾胃运化效率。因此，在生活中，我们要让脾胃正常转动起来，就需要正确呼吸、饮食和运动。

二、转移关注点

适当运动肯定有益健康，而且有助于减肥，尤其是肥胖人士，但运动并不能解决所有问题。只有摄取的能量低于消耗的能量时，减肥才有效。因此，不能只关注运动，还要关注饮食。有些食物有最佳食用量，有些食物应该完全从食物清单中剔除。

肥胖人士一般都有不良呼吸习惯，如长期呼吸过度、经常叹息、口呼吸或胸式呼吸。体重增加通常会引发呼吸粗重现象，不仅是运动时，静处时也一样。有研究表明，呼吸量和食物消化之间的关系十分明显。例如，爱尔兰研究者发现，呼吸和体重相互影响，改变二者之一，就可以打破不良影响，形成减肥的良性循环。

三、改变不良因素

血液趋于酸性，会导致呼吸沉重、腹胀、嗜睡和体重增加，此类患者应谨慎饮食，避免食用使血尿酸增高的食物。过度换气综合征的患者呼出大量二氧化碳，血液的 pH 值会上升并呈碱性。因此，正确的呼吸和饮食习惯能帮助保持 pH 值的平衡。

一般来讲，碱性食物对身体健康有利，可以多食用水果和蔬菜；相反，动物蛋白、精制碳水和加工食品等要尽量减少食用。

肥胖人士学会健康呼吸后，没有刻意限制饮食，体重却开始下降。同时，在解决了不良呼吸习惯后，肥胖人士的饮食习惯也自动改变：放弃加工食品，偏爱健康食品（图 6.4）。那么，在大多数减肥项目中，正确的呼吸模式是不是被遗漏的那一环？

切断肥胖风险食物、调整呼吸模式，都有助于食欲恢复正常，促进减肥。当然，促进减肥还有其他因素，比如心理健康。

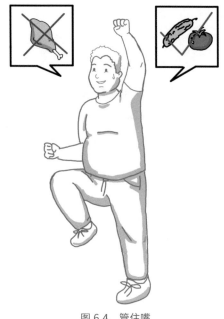

图 6.4　管住嘴

四、学会冥想，安定情绪

食欲和体重的增加还受心理因素影响。过大或过久的压力、人际关系问题等都容易让人暴饮暴食。食物有安定情绪、慰藉孤独、消除怒火等作用。相信很多读者都有过亲身体验，会因无聊、压力过大或情绪低落而无意识地大量饮食。

明尼苏达大学的研究小组收集了 12 000 人的数据用来分析心理压力和健康行为之间的关系。结果显示，压力大的人有抽烟、摄入高脂肪食物、不运动的倾向。也就是说，要想减肥，先减压力。要让意识专注于身体，始终关注呼吸与当下，尽量减轻外界对心理的影响。

当注意力集中在身体内部的感受与呼吸上时，焦虑、压力及胡思乱想会逐渐减轻。人类在几千年前就开始了冥想（图6.5），现在很多研究已经证明冥想有助于减肥。通过运动和食物控制减重虽然很容易做到，但人们最终的梦想是长久保持理想的体重。正确的呼吸和冥想可以帮助人们实现长久保持良好身材的目标。我们要做的是，观察呼吸，将呼吸放慢，直到身心都开始放松。

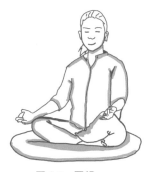

图 6.5　冥想

五、呼吸减重搭配穴位按摩

中医穴位按摩也能够帮助减肥。只要找准穴位，配上正确的按摩方法，也能帮助燃烧脂肪哦！

1. 揉肚脐周围减肥法

一手四指并拢，利用四指指腹稍微用力压，沿着肚脐周围划圈按揉 10 下（图6.6）。

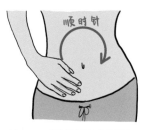

图 6.6　揉肚脐周围减肥法

2. 按摩足三里穴减肥法

足三里穴（图 6.7）位于膝盖外侧下方一横指、胫骨外缘一横指处。按摩足三里，可以防治多种疾病，起到调节机体免

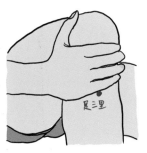

图 6.7　足三里穴位置

疫力、增强抗病能力、调理脾胃、补中益气、疏风化湿、通经活络等作用。可常用指腹反复按揉此穴。

3.压三穴减肥法

(1) 中脘穴:位于胸窝口与肚脐的中间位置,揉压此穴能够提高胃肠蠕动能力。

(2) 气海穴:从肚脐向下大于一横指的位置,按压此穴对精神紊乱、抑郁有很好的帮助。

(3) 关元穴:从肚脐向下四横指的位置。按压此穴能够缓解腹凉等症。

三穴位置见图 6.8。

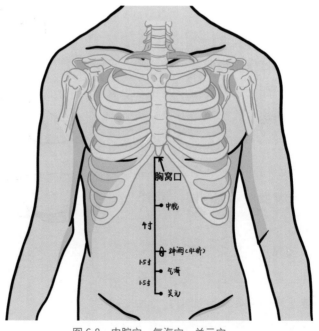

图 6.8　中脘穴、气海穴、关元穴

4. 按摩三阴交穴减肥法

三阴交穴（图 6.9）位于内踝向上四横指宽的位置。常揉此穴对肝、脾、肾有保健作用。

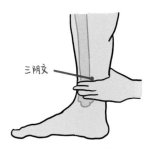

三阴交

图 6.9 三阴交穴位置

治病要治本，减重也要抓住关键点。我们体内的脂肪是如何年复一年的堆积成"山"的，根本的原因还是自身代谢水平出了问题，从中医来说就是阳气虚。"阳化气，阴成形"，这句话应该时刻牢记。很多没有大量运动，体型仍然保持得很好的人，他们的基础代谢始终能维持在一个较高的水平，身体对"水谷精微"（营养物质）的气化（代谢）作用（也就是"阳化气"这个过程）可以畅通无阻。换句话说，能够气化是"水谷精微"，不能气化、堆积在身体里就是"痰饮水湿"，所以我们要做的不是过度节食，也不是透支性运动，更不是使用减肥产品，而是在生活中呵护我们的"阳气"，拒绝阴寒的生活方式，这是一个总的原则。方法不重要，重要的是"道"。按摩的时候，保持正确的呼吸习惯，适当做运动，如散步，可以根据自己的需要，选择慢速、中速或者快速，以达到平和气血、舒活筋骨的效果，为减肥打下长久的基础。

第三节　正念呼吸

目前，研究已明确焦虑、抑郁的发生和线粒体功能障碍密切相关。大脑活跃神经回路的形成和维持非常依赖线粒体运输的协调，轴突中的线粒体运输对于神经系统的形成和功能至关重要。线粒体生产细胞所必需的 ATP，神经元更是依赖线粒体来维持去极化状态。线粒体电子传递链的损伤被认为是一系列精神障碍类疾病发病的重要因素，如双相情感障碍、抑郁症和精神分裂症等。中枢线粒体能量代谢障碍与抑郁症的精神症状密切相关，而外周的线粒体能量代谢障碍是抑郁症躯体症状的原因，这与抑郁症的多系统复杂症状不谋而合。

因此，焦虑、抑郁不仅仅是情绪障碍，更是线粒体功能障碍的重要表现。呼吸训练不单是一种简单可行的办法，对于改善焦虑、抑郁也有着明确的生理意义。

任何时候，当我们面对负面情绪时，不妨试试正念呼吸。它的主要效果是减轻压力、抑制杂念、控制情绪和改善免疫力。呼吸是连结生命与意识的桥梁，能统合身体和思绪。不论何时，只要你的心思游离不定，都可以拿呼吸当工具，重新掌握你的心。那么我们该如何练习呢？

一、基本姿势

首先，为了更好地进入状态，找一个安静的、不受打扰的地方，手机保持静音。找个直靠背的椅子，坐在椅子的 1/2 或 1/3 的位置上，腰背挺直，胸部打开，双脚自然放在地上，双腿不交叉，双手自然放在大腿上，头要放正，眼睛微微闭合。如果没有椅子，也可以站着，像一座大山一样，头顶天，脚踩地。也可以躺在床上、瑜伽垫上，全身放松、毫不费力地躺着。总之，保持基本姿势，目的是让自己处于一个完全放松的、威严的、挺拔的、觉醒的状态（图 6.10）。

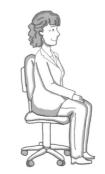

图 6.10　基本姿势

二、将意识导向身体的感觉

集中注意力（图 6.11），从头到脚感受自己的身体，感受重力，感受额头是否紧绷，肩膀是否紧缩，眉毛、双手、双腿是否用力等。如果某个部位是紧绷的，我们就要有意识地放松、放开、放下，体会安稳、放松的感觉。

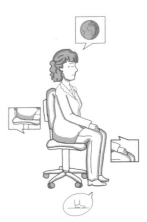

图 6.11　集中注意力

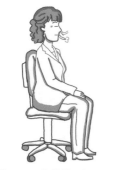

图 6.12　自然地吸气和呼气

三、注意呼吸

开始把注意力放在呼吸上。不必深呼吸，也不用刻意控制，感觉就像"等待"呼吸自然到来（图 6.12）。找到跟随呼吸运动最明显的身体部位。当你确定这个部位之后，需要做的就是去觉察呼吸给这个部位带来的感觉。同时，不要变换其他部位，不要去数气息，也不要去控制或调节。如果你感受到的是鼻端，那就体会清凉的呼吸通过鼻腔，进入肺部，保留一会，再慢慢地用鼻呼出气息；呼气的时候，感受温暖的气流从鼻腔经过。如果你感受到的是胸部，那就体会气流进出时胸部的起伏变化，感受吸气时，空气进入胸腔的感觉；呼气时，空气离开胸腔的感觉。如果你感受到的是腹部，那就体会腹部随着气息进出的胀缩感，吸气时腹部慢慢充盈；呼气时，腹部慢慢收缩。为了更好地集中注意力，可以将双手放在肚子上，感觉腹部的起落。注意所有与呼吸有关的感觉，包括呼吸起伏、呼吸之间的停顿、呼吸的深度、吸气与吐气的空气及温度差异等。吸短呼长，可以从时长比例 1 : 2 开始，慢慢增长呼气至 1∶3。呼气时，要自然呼出，不要用力。

四、浮现杂念

你会发现，注意力很容易从呼吸的觉察上移开，大脑开始浮现各种呼吸外的念头，这就是浮现杂念。你可以把这些杂念看成是飘过头顶的云朵，任它们飘走，不与其纠缠，或者睁开眼睛休息一下，再次投入呼吸中。从一个呼吸开始练习，慢慢地，专注的时间延长，开始注意自己的每一个呼吸，以能够专注 1 分钟，完全不浮现其他杂念为准。

浮现杂念的时候不能信马由缰（图6.13），得让注意力回来。如果想法很多，就会紧张。从心理学的角度来讲，每有一个念头，就增加一分紧张。如果思虑过度，身心就会特别紧张。这种时候，通过专注呼吸，能及时把意念拉回呼吸这个木桩上，减少杂念，使人放松（图 6.14）。

呼吸为生物体的活动提供能量，为线粒体合成能量提供原料。线粒体能量代谢需要良好的内环境，如温度、氧气、水分、

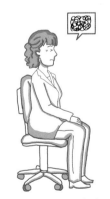

图 6.13　浮现杂念

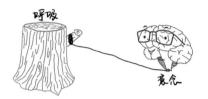

图 6.14　及时把意念拉回呼吸这个木桩上

营养物质等。人体细胞生命活动所需能量的 95% 由线粒体产生，线粒体作为人体细胞的"能量工厂"，能否保质保量地产出能量，决定了我们的身体健康与否。而线粒体是有氧呼吸的主要场所，普遍分布在代谢旺盛的细胞及部位里。情绪压力会打破人体稳态，导致内环境的紊乱与线粒体无能，加重心理和精神疾病症状。因此，只有修复内环境并维持良好的线粒体功能，才能从源头上治疗各类疾病。

　　注意力涣散、无精打采、焦躁不安等，都是脑部疲劳的征兆。大脑的所有疲劳和压力都来自过去和未来：对过去的事情心有不甘，对未来的事情充满不安。意识始终朝向过去或未来，不在"此时此地"，这是心理状态不良的表现。

　　脑部在处理情绪时，负责接收压力的杏仁体常常会变大，以至于对事物过度反应，而使人被情绪绑架且难以恢复。正念呼吸就是针对这个情况来进行自我调整的。一段时间的正念呼吸练习能让脑部控制感情的海马回体积增加，能让思路更清晰、情绪更稳定，同时，也能让杏仁体的体积恢复，脑部对压力的过度反应就会有所改善，比较不容易出现负面思考。因此，在进行正念呼吸训练后，脑部面对外界压力刺激的过度反应就会缓和，情绪也不易冲动。如果想要调节情绪，让大脑获得充分的休息，必须要学会"处于当下"，做好"正念呼吸法"，将意识导向当下，赋予疲劳的大脑能量。

如果常常心情复杂，可以拿出一点时间保持静默，5分钟或10分钟均可，重要的是每天持续练习，最好是在每天的同一时间、同一地点进行，因为大脑最喜欢"习惯"。一般建议一次正念呼吸的标准是45分钟以上。初学者如果做不到，可以先从5分钟做起，循序渐进，逐渐增加到45分钟，甚至1小时。

第四节　呼吸下行，强身延龄

呼吸是一种与生俱来的本能。古人认为"气聚则生，气亡则死"。运用正确的呼吸方法，对调整全身功能都有好处。如果你的呼吸只吸到肺里，那么只是维持生命，假如呼吸能够过腰入肾，才是真正的养生之道。古代中医认为，"呼吸入腰，百病全消！呼吸到脐，寿与天齐！"这是为什么呢？

中医认为，我们生命的延续、脏腑机能的运转，都是靠气的流转。五脏之气、六腑之气、经络之气、筋肉之气，我们的四肢百骸，无不有气的运转。任何一脏腑功能的实现，无不是气的升降出入的表现。

那么，这一身之气，是怎么来的，又是怎么输布的呢？我们从头说起。

由脾胃运化而来的水谷精气和肺呼吸而来的天地清气，混

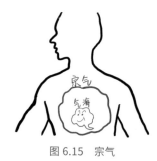

图 6.15　宗气

合在一起，形成胸中的宗气（图 6.15）。宗气在上如天，似星罗棋布；元气在下，如坤土无边。宗气和元气融合，形成一身之气（图 6.16）。一身之气融合生成后，又各自分布于脏腑，形成脏腑、经络之气。所以说，宗气必须沿三焦下行，交融于元气才算完成使命。

那么，宗气是如何下行的呢？靠的是肺。

肺主呼吸之气，是气体交换的场所。如《素问·阴阳应象大论篇第五》道："天气通于肺。"通过肺的呼吸作用，不断吸进清气，排出浊气，吐故纳新，实现机体与外界环境之间的气体交换，以维持人体的生命活动。

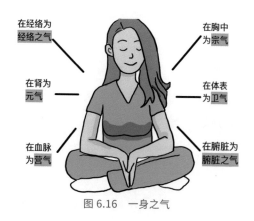

在经络为经络之气		在胸中为宗气
在肾为元气		在体表为卫气
在血脉为营气		在腑脏为腑脏之气

图 6.16　一身之气

肺具有主持、调节全身之气生成和运行的作用，一身之气由先天之气和后天之气构成。宗气积存于胸中"气海"，属后天之气。宗气上走息道、出喉咙以促进肺的呼吸，并能贯心脉、行心血（推动血液运行），还可以沿三焦下行脐下丹田以资先天元气，故在机体生命活动中占有非常重要的地位。宗气是一身之气的重要组成部分，其主要作用是"温润肌腠皮肤，温煦四肢百骸"，人体宗气不足则出现少气懒言、身倦乏力等症状，导致各脏腑经络之气的升降出入运动失调，因此，肺司呼吸的功能健全与否，不仅影响宗气的生成，也影响一身之气的盛衰。

肺主气的功能。肺的呼吸调匀是气的生成和气机调畅的根本条件。如果肺的呼吸功能失常，势必影响一身之气的生成和运行。若肺丧失呼吸功能，清气不能吸入，浊气不能排出，新陈代谢停止，人的生命活动自然终结。

宗气下行除了肺本身的功能之外，还依赖肾的功能。中医认为肾有封藏之能。这个封藏之能的表现，除了固精、射精之外，还有纳气。肾气强，纳气有根，则肺的肃降之能才得以正常发挥。若肾气收纳无权，则肃降不及。因此，呼吸这件事，必须"入腰入肾"，才算最好。这样就意味着肾发挥了纳气之功，肺气才得以肃降，宗气才得以下行，元气才得以滋养，一身之气才得以周流。一身之气的周流正常，脏腑功能才会正常，身体才会健康。那么，如何才能达到这样的目的呢？

我们平常呼吸的方法是胸廓一开一合，带动整个肺脏进行活动，将空气容纳到肺脏中去，进行吸收和排出。但大多数人的呼吸主要由胸部参与。呼吸太短促，吸入的新鲜空气往往尚未深入肺叶下端，便被匆匆呼出了。你吸气的时候，身体哪个部位会扩张？是胸腔还是腹部？如果是胸腔，那么你和大多数人一样，方法错了。用腹部呼吸是最好的。如果观察孩童的呼吸会发现，孩子在呼吸的时候，胸腔一开一合的同时，小腹也一起一伏，这种方法就叫做腹式呼吸法。随着年龄增长，我们通常不知不觉地就舍弃了这种有利健康的腹式呼吸法，改为浅短的胸式呼吸。人的肺细胞平展面积有两个足球那么大，但大多数人在一生中只使用了其中 1/3 的能力！

如果只靠胸式呼吸，肺叶不能完全打开，只有肺的一部分肺泡在工作，其他肺泡却在"休息"。人的肺活量不能充分使用，也得不到应有的锻炼，所以难以达到应有的抗病能力。肺功能长年累月废用，易使肺叶老化，弹性减退，呼吸功能变差，无法获得充足的氧气，无法满足各组织器官对氧气的需求，影响机体的新陈代谢，最终导致机体抵抗力下降，易患呼吸道疾病。胸式呼吸对心脏也不利，会使心脏加快搏动，否则无法供应足够的血液运送氧。长此以往，肺和心脏就会过快疲劳，提前衰老。

所以我们推荐大家用腹式呼吸！

唐代名医孙思邈尤为推崇腹式深呼。他每天于黎明至正午之间行调气之法，仰卧于床上、舒手展脚，两手握大拇指节，距身四五寸，两脚相距四五寸，自然规律吞咽唾液。然后，引气从鼻入腹，吸足为止，久住气闷，乃从口中细细吐出，务使气尽，再从鼻孔细细引气，入胸腹。这种腹式深呼吸，吐故纳新，使人神清气爽。

明代养生家冷谦在《修龄要旨》中写有养生十六字令：“一吸便提，气气归脐；一提便咽，水火相见。”这十六字秘诀，包含提肛、咽津和腹式呼吸三种保健练功方法，是祛病、健身、延年的法宝。

腹式深呼吸是健肺的好方法，不仅弥补了胸式呼吸的缺陷，而且可使中下肺叶的肺泡在换气中得到锻炼，从而延缓老化，保持良好弹性，也能防止肺的纤维化。做腹式深呼吸运动，可使机体获得充足的氧，也能满足大脑对氧的需求，使人精力充沛。腹式呼吸运动对胃肠道是极好的调节，能促进胃肠道的蠕动，利于消化，加快粪便的排出，预防习惯性便秘等。许多中老年人大腹便便，极易引起心脑血管病、糖尿病等，使健康受损，缩短寿命。如坚持做腹式深呼吸，既可锻炼腹肌，消除堆积在腹部的脂肪，又能防范多种代谢性疾病的发生。

腹式深呼吸简单易学，站、立、坐、卧皆可，随时可行，但以躺在床上为最好。仰卧于床上，松开腰带，放松肢体，思想集中，排除杂念，也可说是进入气功态。由鼻慢慢吸气，鼓起腹部（图 6.17），每口气坚持 10 ～ 15 秒，嘴呈噘嘴状，缓慢不间断地吐气，小腹内收（图 6.18），每分钟呼吸 4 次。腹式深呼吸的时间长短也可因人而宜，也可与胸式呼吸相结合，这便是呼吸系统的交替运动。如能长年坚持每天做腹式深呼吸，就会有强身延龄的效果。

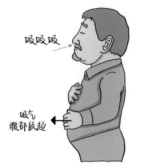

图 6.17　鼻子吸气，横膈下降，腹部凸出

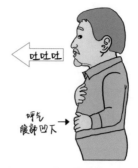

图 6.18　嘴呈噘嘴状，缓慢不间断吐出，小腹内收

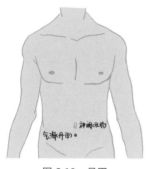

图 6.19　丹田

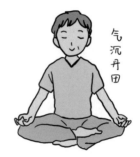

图 6.20　气沉丹田

腹式呼吸要点（图 6.19 和图 6.20）：

（1）吸气的时候丹田紧张，呼气的时候丹田放松。

（2）丹田开阖与呼吸皆要求缓慢柔和，自然而然。

（3）呼气尽后，可停顿数秒，使整个身心静止、安宁。

若需进一步接受呼吸法治疗，可扫描二维码咨询、预约呼吸法门诊（呼吸康复许纲教授团队）。

[1] 麦基翁 . 学会呼吸——重新掌握天生本能 [M]. 李相哲，胡萍，译 . 北京：中国友谊出版公司，2019.

[2] 本川达雄 . 大象的时间，老鼠的时间 [M]. 乐燕子，译 . 海口：南海出版公司，2017.

[3] 布莱森 . 人体简史 [M]. 闾佳，译 . 上海：文汇出版社，2020.

[4] 王冰 . 黄帝内经 [M]. 呼和浩特：远方出版社，2008.

[5] 张景龙 . 肺系统的中西医研究进展 [J]. 现代医学与健康研究电子杂志，2020，4(6):103-105.

[6] 樊燕 . 穴位按摩情志护理配合呼吸康复训练对 COPD 患者呼吸困难症状和负性心理的影响 [J]. 基层医学论坛，2020，24(30):4320-4322.

[7] 丁一虹，王利芳，石孝净，等 . 生物反馈放松训练对睡眠呼吸暂停综合征患者睡眠质量、负性情绪及生活质量的影响 [J]. 中国健康心理学杂志，2020，28(8):1178-1182.

[8] 程云霞，马芸 . 呼吸康复训练辅以情绪管理对慢性阻塞性肺疾病稳定期患者肺功能、生活质量及精神状态的影响 [J]. 河南中医，2020，40(8):1241-1250.

[9] 赛尔旺 - 施莱伯 . 自愈的本能：抑郁、焦虑和情绪压力的七大自然疗法 [M]. 曾琦，译 . 北京：人民邮电出版社，2017.

[10] 莱恩 . 生命进化的跃升：40 亿年生命史上 10 个决定性的突变 [M]. 梅苳芷，译 . 上海：文汇出版社，2020.

[11] 帕鲁比 S R，帕鲁比 A R. 极端生存 [M]. 王巍巍，译 . 杭州：浙江人民出版社，2019.

[12] 沈邑颖 . 经络解密（卷一）：开启人体奥秘的第一道金钥 经络启航 肺经 [M].
台北 : 大块文化出版社，2018.

[13] YAU K Y，LOKE A Y. Effects of diaphragmatic deep breathing exercises
on prehypertensive or hypertensive adults: A literature review[J].
Complementary Therapies in Clinical Practice，2021(43): 101315.

[14] NESTOR J. The new science of a lost art[M]. New York: Penguin UK，
2020.

[15] BAULIEU E E, THOMAS G, LEGRAIN S, et al. Dehydroepiandrosterose
(DHEA), DHEA sulfate, and aging: contribution of the DHEAge Study to
a sociobiomedical issue[J]. Obstetrical & Gynecological Survey, 2000,
97(8): 4279-4284.

[16] SCHMIDT R F, THEWS G. Physiologie des Menschen mit
Pathophysiologie[M]. Berlin: Springer, 1995.